Andreas Dietrich · Bandscheibensalat

Andreas Dietrich

BANDSCHEIBENSALAT

Ein kleiner, aber feiner Ratgeber für
Menschen mit Rückenproblemen

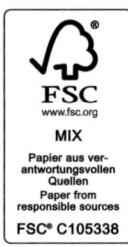

Juli 2022
© 2022 Andreas Dietrich
Layout & Satz: Die BUCHPROFIS, München
Umschlaggestaltung: Mona Königbauer, Die BUCHPROFIS, München,
unter Verwendung eines Bildes von Julius Ecke
Herstellung und Verlag: BoD – Books on Demand, Norderstedt
ISBN 978-3-7562-3933-7

Inhalt

Prolaps

Mein Name ist Andreas Dietrich und ich hatte Bandscheibe. Wenn Sie sich jetzt fragen, warum »hatte«, dann lautet die erfreuliche Antwort darauf, dass mein 2017 erstmals diagnostizierter Bandscheibenvorfall im Bereich L5 / S1 mittlerweile (2022) resorbiert wurde. Dennoch handelt es sich bei der Bandscheibe in diesem Bereich nun um eine sogenannte Black Disk, das heißt, die aktuellen MRT-Bilder zeugen immer noch von dem überstandenen Vorfall. Der Zeitraum von mittlerweile fünf Jahren macht deutlich, wie komplex das Konstrukt Rücken ist und dass falsche Entscheidungen in meinem Fall zwischenzeitlich zu Rückschritten führten. Ich wurde nicht operiert, sondern entschied mich trotz starker, teilweise grenzwertiger Beschwerden für den konservativen Therapieansatz. In diesem Buch beschreibe ich meinen Genesungsprozess vom Auftreten der ersten Symptome bis hin zur Gegenwart und versuche (hier und da mit leichten Umschweifen und einer Prise Humor) denjenigen Lesern Mut zu machen, die sich ebenfalls im »Teufelskreis Rücken« befinden. Laut Ärzteblatt leiden 80 bis 90 % aller Erwachsenen mindestens einmal in ihrem Leben an Rückenschmerzen (vgl. www.aerzteblatt. de). Im Jahr meiner Erstdiagnose veröffentlichte die Bertelsmann-Stiftung einen Faktencheck zu Rückenoperationen in Deutschland, wonach von 2007 bis 2015 die Zahl der operativen Eingriffe an Bandscheibe und Wirbelsäule um 71 % (auf 772.000) zunahm (vgl. www.bertelsmann-stiftung.de). Hauptsächlich möchte ich mithilfe dieses kleinen Ratgebers aufzeigen, wie vielfältig die Ursachen für Rückenschmerzen sein können, damit Betroffene sie besser verstehen und ihnen vorbeugen können. Außerdem möchte ich deutlich machen, dass Rückenoperationen wirklich nur dann durchgeführt werden sollten, wenn diese unumgänglich sind, sowie mit dem Irrglauben aufräumen, man könne jegliche Rücken-schmerzen einfach wegdehnen, wie dies aktuell in vielen analogen und digitalen Ratgebern suggeriert wird. Schließlich gebe ich einen struktu-rierten Überblick über die Maßnahmen, die mir nachweislich geholfen haben, sodass Betroffene die Möglichkeit haben, ihre Wirksamkeit zu überprüfen. Ich bin ein zielstrebiger Mensch. Abitur 2006, Zivildienst, Studium der Fächer Deutsch und Biologie auf Lehramt in sechs Semes-tern bis 2011, Referendariat bis 2013, Festanstellung als Realschullehrer, mittlerweile auch Bezirkspersonalrat. Soweit lief immer alles nach Plan, bis der Bandscheibensalat mir meine Grenzen aufzeigte …

Frühling 2017

Bereits seit einiger Zeit hatte ich immer mal wieder ziehende Schmerzen im linken Bein, schenkte ihnen allerdings weiter keine Beachtung. Vereinzelt ging ich damals noch zum Hallenfußball mit Freunden, was mir zwar großen Spaß machte, abends im Bett jedoch dazu führte, dass ich die Beine hochlagern musste, um einschlafen zu können. Ende Mai nervte mich das permanente Ziehen im linken Bein dann so sehr, dass ich meinen Hausarzt aufsuchte. Dieser vermutete, dass die Bandscheibe die Ursache sein könnte, und überwies mich an einen Orthopäden. Es folgte eine kurze Anamnese und dann die Überweisung zum Radiologen. Beim Auswertungsgespräch der MRT-Bilder Anfang Juli dann die Gewissheit im Ärztejargon:

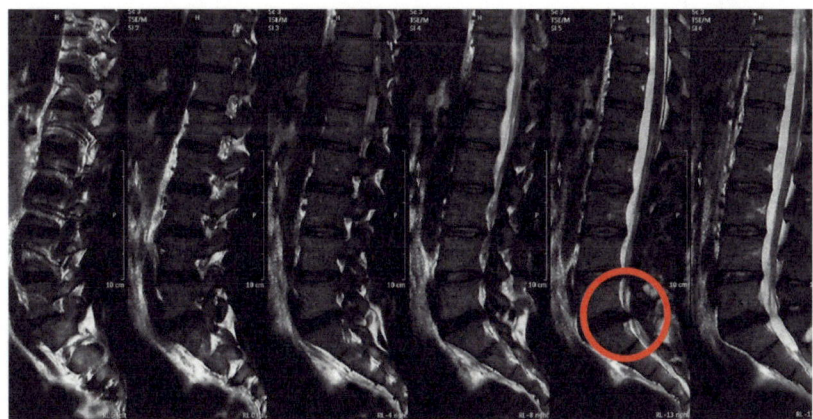

- Nachweis eines flachen, links lateromedialen, subligamentären Bandscheibenvorfalles im Bewegungssegment LWK 5 / S1.

- Leichtgradige beidseitige Spondylarthrosen LWK 4/5 und LWK 5/S1. In erstgenannter Etage rechts, lumbosakral links durch einen Erguss jeweils zur Zeit aktiviert.
- Leichte Chondrose im Segment LWK 3/4 und LWK 4/5.

Die vielen Fachbegriffe, von denen ich trotz meines Biologiestudiums nicht alle auf Anhieb verstand, waren mir ziemlich egal. Aber ich muss zugeben, dass mich der Begriff »Bandscheibenvorfall« in Kombination mit den hier abgebildeten Fotos ziemlich betroffen machte. Der Orthopäde hingegen war aus meiner Sicht relativ entspannt, verschrieb mir eine ordentliche Dosis Diclofenac sowie zehn Einheiten Physiotherapie und Massage. Danach sollte ich wiederkommen.

Auf dem Weg nach Hause googelte ich »Bandscheibenvorfall« und wollte meine Diagnose vor allem deswegen nicht wahrhaben, da ich keinen der angeführten Risikofaktoren wie fortgeschrittenes Alter, Bewegungsmangel, Übergewicht etc. erfüllte. Im Gegenteil: Ich war 30 Jahre jung, maß 1,75 Meter bei 75 Kilogramm Körpergewicht und machte regelmäßig Sport. Vielleicht den falschen, aber dazu später mehr.

Ich rief bei einer physiotherapeutischen Praxis an, die meine Mutter mir empfohlen hatte, und schilderte mein Anliegen. In der Woche darauf hatte ich meine erste Einheit. Als der Therapeut mich sah und sich nach meinem Befund erkundigt hatte, zeigte er mir zwei unterschiedliche Übungen: eine zum Erzeugen der Grundspannung im Rücken und eine zur Stärkung der Bauchmuskulatur. Als ich die Übungen nachmachte, lautete sein Kommentar: »Das sieht doch ganz ordentlich aus.« Und »Diese Übungen reichen für den Anfang völlig aus – machen Sie die regelmäßig zu Hause.« Dann folgte die Massage und wir redeten über Fußball.

Bereits bei der ersten Einheit hatte mich der Therapeut darauf hingewiesen, dass die nächsten Einheiten von einer Kollegin durchgeführt würden, da er keine Termine mehr frei hätte. Als ich den ersten Termin bei ihr hatte, schaute sie mich skeptisch an und fragte, was ich denn hätte (wie sich später herausstellte, war ich so ziemlich das einzige Frischfleisch, das sie im Laufe ihres Physiotherapie-Marathon-Tages behandeln durfte). Ich erklärte auch ihr kurz den Befund und dann ging es los: nichts mit Grundspannung. Es folgten durchaus anstrengende Übungen für Rücken und Bauch, die mir deutlich mehr Spaß machten als das bisschen Anspannen der ersten Einheit, weil sie mich forderten. Wir steigerten das Pensum von Einheit zu Einheit und gemäß meinem Naturell übte ich auch beinahe täglich zu Hause. Meine Therapeutin war sichtlich zufrieden mit mir, denn ich steigerte mich schnell und konnte in der Folge ein Abklingen der Symptome feststellen. Nach den Übungen folgte immer die Massage, die ich sehr genoss, weil sie diese, verglichen mit denen, die ich im weiteren Verlauf noch erleben durfte, wirklich sehr angenehm und wohltuend gestaltete.

Nach meiner zehnten Einheit verließ ich die Physiotherapiepraxis mit einem guten Gefühl und machte noch mal einen Termin beim Orthopäden zur Besprechung des weiteren Vorgehens. Er zeigte sich zufrieden, riet mir, die Übungen regelmäßig durchzuführen, und verschrieb mir noch einmal Schmerzmittel für den Fall der Fälle.

Bereits im Herbst 2017 ging es mir deutlich besser. Das Einzige, was mich verunsicherte, war die Tatsache, dass die Reaktion meines Körpers auf die gelernten Kräftigungsübungen sehr variabel war. Manchmal hatte ich das Gefühl, dass sie mir richtig guttaten, dann wiederum hatte ich am Tag nach den Übungen stärkere Beschwerden im Rücken. Ich ließ mich jedoch nicht verunsichern und machte diszipliniert weiter.

Ich bringe nur noch eben die Lampe an

Im Frühling 2018 hatte ich nur noch selten Schmerzen und es gelang mir zunehmend, die Rückenproblematik aus meinem Kopf zu verdrängen. Ich genoss die wiedererlangte Freiheit und lief zu alter Form auf. Sowohl in der Schule als auch zu Hause arbeitete ich an neuen Projekten.

An einem Samstag Anfang Mai, an dem ich mal wieder versuchte, all das abzuarbeiten, was im Laufe der Woche liegen geblieben war, hatte ich meine »To-do-Liste« weitestgehend erledigt und wollte dann noch kurz eine neue Lampe im Wohnzimmer anbringen. Zwecks Montage musste ich zwei Löcher in die Decke bohren. Ich zeichnete an, reichte meiner Frau die Lampe und fing an zu bohren. Dies tat ich auf dem Wohnzimmertisch stehend in ziemlicher Schieflage, damit die Löcher auch schön akkurat werden. Unser Gemäuer ist etwas älter, sodass ich beim zweiten Loch von unten etwas nachdrücken musste – und plötzlich erlebte ich meinen ersten richtigen Hexenschuss. Ich spürte, wie sich mein kompletter unterer Rücken sekundenschnell verhärtete und unbeweglich wurde. »Verdammt«, dachte ich.

Meine Erstreaktion auf den Hexenschuss hilft vielleicht dabei, meinen Charakter besser einschätzen zu können. Trotz der Gewissheit, dass ich meinem Rücken gerade einen Bärendienst erwiesen hatte und sich die Schmerzen in der LWS-Gegend rasant verstärkten, wollte ich meine bereits angefangene Arbeit noch zu Ende bringen (die Löcher waren ja schließlich fertig). Ich schob also noch die zwei Dübel in die Löcher und montierte die Lampe verkrümmt und unter Schmerzen fertig. So konnte ich mich – als ich abends unbeweglich auf der Couch lag – zumindest am neuen Licht erfreuen.

Tja, da waren die bereits bekannten Sorgen wieder. Was ist mit meinem Vorfall? Geht jetzt alles wieder von vorne los? Die nächsten zwei Tage verbrachte ich überwiegend liegend mit hochgelagerten Beinen. Schmerztabletten halfen nicht. Am dritten Tag wich die muskuläre Anspannung im Rücken einem erneut ausstrahlenden Schmerz ins linke Bein, der anfangs noch erträglich war. Leider wurde dieser von Tag zu Tag schlimmer, sodass ich eine Woche nach meiner grandiosen Bohr-Aktion kaum noch laufen konnte. Weil Bewegung in einer solchen Phase besser als Schonung ist, versuchte ich zumindest, kleine Runden zu gehen, kam von unserer Haustür aber gerade einmal bis zur nächsten Straße, um wieder nach Hause zu humpeln. Die Schmerzen waren kaum auszuhalten. Also machte ich erneut einen Termin beim Orthopäden.

Irgendwie schaffte ich es in den zweiten Stock und schließlich vom Warte- ins Behandlungszimmer. »Oh, ich sehe schon«, lautete der Kommentar des Orthopäden. Ich berichtete kurz von der Wohnzimmerlampe und wurde daraufhin zu einem Massagebett begleitet. Dort platzierte man einen orthopädischen Würfel unter meinen Beinen, hängte mich an einen Tropf mit Cortison und Schmerzmittel und wollte mir wohl etwas Gutes tun. Mal davon abgesehen, dass die Arzthelferin meine Vene verfehlt hatte und ich nach einiger Zeit einen dicken Knubbel auf meinem Handgelenk bemerkte, sodass sich die Prozedur noch einmal deutlich verlängerte, verschaffte mir diese Maßnahme keinerlei Linderung. Der Orthopäde organisierte einen zweiten MRT-Termin für mich, der aufgrund meiner privaten Krankenversicherung sehr schnell realisiert werden konnte (dieses System ist so ungerecht), und bat mich, nach einer Woche wiederzukommen. Die Beurteilung des zweiten MRTs fiel wie folgt aus:

Im Vergleich zur Voraufnahme vom Juli 2017 keine signifikante Befundänderung. Bekannter und unveränderter links recessaler Bandscheibenprolaps L5 / S1 mit Einengung des linken Recessus lateralis und Irritation S1 links.

In diesem Moment wurde mir zum ersten Mal bewusst, dass die Zusammenhänge bei Rückenschmerzen ganz schön kompliziert sein können. Gleicher Befund wie im Vorjahr – deutlich stärkere Symptomatik. Auf die Frage des Orthopäden, was sich in der letzten Woche verändert hätte, musste ich leider »Nichts« antworten. Ich hatte aber ein wichtiges Anliegen. Meine Familie und ich wollten in der nächsten Woche nach Langeoog reisen und wir freuten uns wirklich sehr auf diesen Urlaub. Ich stellte ihm also die Frage, ob dieser Urlaub angesichts meiner aktuellen Verfassung überhaupt umsetzbar wäre (ich konnte kaum 50 Meter am Stück laufen). Begeistert war er von dieser Idee nicht, setzte mir aber dennoch eine Spritze mit Cortison zwischen die Wirbelkörper und ergänzte, dass es auf Langeoog ja auch Ärzte gäbe und ein Urlaub grundsätzlich zur Genesung beitragen könnte.

Langeoog

Schon das Kofferpacken war eine große Herausforderung, denn außer Sitzen und seitlichem Liegen (Sitzen im Liegen) waren so ziemlich alle Körperhaltungen schmerzhaft für mich – vor allem Stehen und Gehen. Trotzdem freute ich mich sehr auf den Urlaub. Zum einen wollte ich nach diesem Rückfall einfach mal einen Tapetenwechsel, zum anderen hatte ich auch die Hoffnung, etwas unbeschwerte Zeit mit meiner Familie verbringen zu können, weil die letzten Wochen doch ziemlich auf meine Laune geschlagen hatten. Die Autofahrt nach Bensersiel war kein Problem – Sitzen ging ja schließlich ganz gut. Wer schon einmal auf Langeoog war, kennt die Abläufe. Nach Ankunft der Fähre machten wir uns auf den Weg zur Inselbahn-Haltestelle. Der Weg vom Hafen zur Haltestelle und das anschließende Warten auf die Bahn waren sehr schmerzhaft. Egal, ich versuchte, mir nichts anmerken zu lassen, um die Urlaubsstimmung nicht zu trüben. Als die Bahn einfuhr und wir tatsächlich einen Sitzplatz ergattern konnten, ließ der Schmerz in meinem linken Bein vorübergehend nach. An der Endhaltestelle angekommen mussten wir auf unser Gepäck warten und dann zu Fuß zur Ferienwohnung gehen. Mangels Entlastungspause für den Nerv waren die Schmerzen nun die Hölle. Ich kann mich noch gut daran erinnern, wie wir vor der Ferienwohnung standen und den Schlüssel für die Eingangstüre mithilfe eines Passwortes aus einem kleinen Schlüsselsave herausholen mussten. Ich war nervlich am Ende, konnte kaum noch stehen und wühlte in den Reiseunterlagen, um das dämliche Passwort zu finden. Endlich in der Wohnung ließ ich mich auf die Couch fallen und brauchte eine halbe Stunde, um wieder auf ein erträgliches Schmerzlevel zu kommen. Dann machte ich ein paar Übungen auf meiner Isomatte, die ich eigens dafür mitgebracht hatte. Diese brachten zwar überhaupt nichts, halfen aber zumindest der Psyche.

Trotz meiner Schmerzen war es ein toller Urlaub! Bei bestem Wetter genossen wir die Familienzeit ohne Alltagsverpflichtungen. Glücklicherweise hatte ich am zweiten Tag unseres Aufenthalts eine (wie sich nachher herausstellen sollte) geniale Idee: Wie wäre es, wenn ich mir ein Leihfahrrad organisiere, um auch längere Strecken zurücklegen zu können? Mein Bewegungsradius war ja ansonsten sehr begrenzt. Am ersten Tag hatte ich mich lediglich von Sitzgelegenheit zu Sitzgelegenheit gehangelt. In einem für Langeoog typischen Fahrradverleih entlieh ich mir also ein schickes Hollandrad und machte eine erste Testfahrt. Und wirklich – mit jeder Tretbewegung ließen die Schmerzen in Rücken und Bein nach. Glücklich über meine Entdeckung fuhr ich zurück zu unserer Ferienwohnung.

An dieser Stelle ein kurzer Einblick in meine Psyche: Es belastete mich wirklich sehr, dass ich in meinen Bewegungen derart eingeschränkt war. Ich kannte diesen Zustand einfach nicht. Bis dato konnte ich immer das machen, worauf ich Lust hatte, und musste mir keine Gedanken um meinen Rücken machen. Ich fühlte mich meiner persönlichen Freiheit beraubt. Außerdem hatte ich das Gefühl, nicht mehr richtig für meine Familie da sein zu können – zum einen aufgrund meiner Bewegungseinschränkungen und zum anderen wegen meiner dadurch bedingten schlechten Laune.

Mit dem Fahrrad konnte ich ein kleines Stückchen Freiheit und Leichtigkeit zurückgewinnen. An der Ferienwohnung angekommen erzählte ich meiner Frau von dem guten Gefühl beim Fahrradfahren und wir liehen kurz darauf noch ein Fahrrad für sie sowie einen Anhänger für unsere beiden Jungs aus, der an meinem Fahrrad montiert wurde. War das schön! Ich fühlte mich wieder mobil und konnte auch den beiden Kleinen tolle Fahrten um die Insel ermöglichen. Auf dem Fahrrad war ich absolut schmerzfrei.

Schwierig gestaltete sich dann immer die Umstellung von schmerzfrei zu kontinuierlicher Schmerzsteigerung nach dem Absteigen. Einmal fuhren wir bei bestem Wetter mit den Rädern ans östliche Ende der Insel, stellten sie dort ab und wollten danach zum Strand. Der Weg über die Düne wurde eine große Herausforderung für mich und zog sich beinahe unerträglich hin. Die von Ärzten häufig verwendete Schmerzskala von 0 bis 10 lässt sich darauf gut anwenden. Auf dem Fahrrad war ich bei 0, stieg ab, nahm relativ schnell eine 1 bis 2 wahr, machte die ersten Schritte und war zügig bei 5 und nach ca. 50 Metern erreichte ich in gekrümmter Haltung und humpelnd die 10.

Und das ging einfach nicht in meinen Kopf: Mein Orthopäde wies darauf hin, dass Gehen positiv wäre und auch der Belastungsvergleich der Bandscheibe bei unterschiedlichen Körperhaltungen zeigt Folgendes:

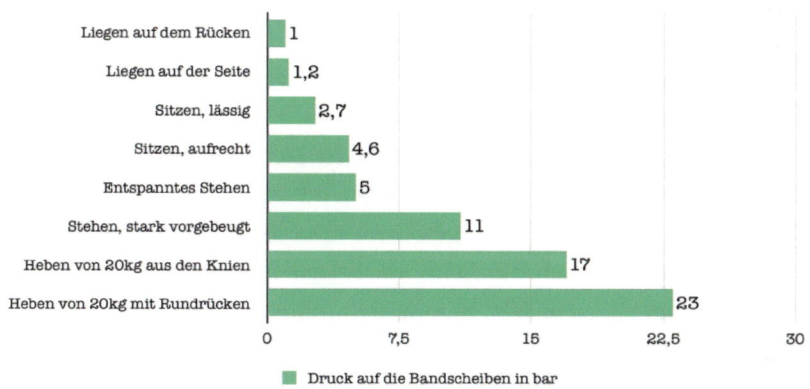

Vgl. „Unter Druck"/ www.medipresse.com

Warum konnte ich dann schmerzfrei sitzen, aber gerades Liegen auf dem Rücken, Stehen und Gehen gingen nicht? Dort war die Belastung der Bandscheiben doch niedriger. Später sagte mir mein Orthopäde, ich sollte nicht so akademisch an die Sache herangehen und mich einfach freuen, wenn Symptome verschwanden. Aber das konnte ich nicht.

Als ich nach einer gefühlten Ewigkeit meine Frau und die Jungs eingeholt hatte, erhielt ich meine Belohnung für die Tortur. Wir hatten einen riesigen Strandabschnitt mit weißem Sand für uns alleine und machten es uns dort gemütlich (nur Nordrhein-Westfalen hatte zu diesem Zeitpunkt Pfingstferien). Als ich den Strand und das Meer sah, erwachte der Biologe in mir und das Verlangen, mit den Jungs ans Wasser zu gehen, um nach Muscheln und anderem Getier zu suchen, wurde immer stärker. Ich brauchte aber erst mal eine lange Pause.

Am Wasser angekommen machte ich eine weitere positive Entdeckung: Das kalte Meerwasser an den Beinen machte die Schmerzen im linken Bein etwas erträglicher, sodass ich relativ lange mit den Jungs dort bleiben und nach allem Möglichen suchen konnte. Wir hatten einen wunderschönen Nachmittag. Schwierig wurde es erst wieder, als wir den Rückweg antraten – er gestaltete sich noch schmerzhafter als der Hinweg. Irgendwie schaffte ich es aber bis zum Fahrrad.

Die Stille am Strand und die Tatsache, dass ich im kalten Wasser ebenfalls etwas mehr Bewegungsspielraum hatte, zogen mich noch am gleichen Abend wieder ans Meer. Als die Jungs schliefen, radelte ich wie ein Getriebener zur geografischen Mitte der Insel und wollte mir einen weiteren Strandabschnitt genauer ansehen. Ich stellte das Fahrrad vor der Düne ab und humpelte los. Hui, da ich tagsüber schon einige Schritte gemacht hatte und sich die Düne doch weiter erstreckte, als ich vermutete, erwies sich der Weg abermals als schmerzhafte Erfahrung. Am Wasser angekommen genoss ich die meine Füße umspülenden Wellen, den Wind und die sich senkende Sonne. Schrittweise wurde es dunkler und ich machte mich auf den Heimweg. Ich schaffte es nur auf die Mitte der Düne – diesmal war auch mit Willenskraft nichts zu machen. Ein älteres Paar genoss dort auf einer Bank den Sonnenuntergang und ich setzte mich mit letzter Kraft neben sie. »Können wir Ihnen helfen? Sollen wir einen Arzt rufen?«, fragte die Frau.

Ich antwortete: »Nein, danke, mir ist leider nicht zu helfen. Ich brauche nur eine Pause, um es zurück zum Fahrrad zu schaffen.«

Dieser Moment hat sich bei mir eingebrannt und wenn ich die Gefühle benennen soll, die damals in meinem Kopf dominierten, dann waren es mit Sicherheit Wut und Verzweiflung. Wut deshalb, da ich es als absolut ungerecht empfand, dass ich in einer solchen Situation war, und Verzweiflung, weil sich seit Wochen nichts, aber auch gar nichts an dieser Situation änderte. Aber wie bereits erwähnt – es war trotz allem ein schöner Urlaub.

Die Erlösung

Einige Tage nach unserer Rückkehr von Langeoog nahm ich im Juni 2018 meinen ersten Termin in einer chiropraktischen Praxis wahr, die meine Mutter seit einigen Jahren besuchte. Ich muss dazu sagen, dass meine Mutter ebenfalls als junge Frau erstmals Rückenprobleme bekommen und seitdem immer mal wieder mit ihnen zu kämpfen hatte. Ihre Symptomatik hatte sich tatsächlich deutlich verbessert, seit sie regelmäßig zum Chiropraktiker ging. Ich war sehr skeptisch, aber zugleich derart verzweifelt, dass ich es zumindest versuchen wollte. Vor meiner ersten Justierung fand ein tiefgehendes Gespräch mit einer Chiropraktikerhelferin statt, die sich nach meiner aktuellen Verfassung erkundigte und alles notierte. Ich war positiv überrascht von dieser gründlichen Anamnese und traf auf einen gänzlich anderen Ansatz, als ich dies zuvor beim Orthopäden erfahren hatte. Dann wurde meine Statik vermessen – das Ergebnis war mir zwar vorher klar, jedoch nicht in dieser Deutlichkeit. Als der Chiropraktiker ins Behandlungszimmer kam und sich meine Werte ansah, lautete sein Kommentar: »Sie sind aber ganz schön aus dem Lot geraten.« Meinen MRT-Bildern, die ich mitgebracht hatte, widmete er nur einen kurzen Blick und ergänzte: »Der Nerv hat ja noch Platz.«

Und dann ging es los. Ich legte mich bäuchlings auf die Pritsche und wurde justiert – das ist der Fachausdruck für das Ausführen von mechanischen Impulsen an verschiedenen Bereichen der Wirbelsäule. Es knackte hier und da ein wenig, ansonsten konnte ich erst mal keine Veränderung feststellen. Noch in dem Gespräch vor der Justierung wurde ich darauf hingewiesen, dass die Reaktion auf die Justierung ganz unterschiedlich ausfallen könne: Von keiner Reaktion bis hin zu einer Erstverschlechterung sei alles möglich. Der Weg aus der Praxis war zunächst gewohnt schmerzhaft. Umweltbewusst, wie ich Depp bin, fuhr ich mit dem Bus nach Hause und musste dann noch ein ganzes Stück von der Haltestelle bis nach Hause gehen. Auf der Hälfte der Strecke fühlte ich mich an meinen abendlichen Strandausflug auf Langeoog erinnert – es schmerzte so sehr! Endlich zu Hause legte ich mich aufs Bett und atmete erst einmal durch.

Ich erinnerte mich an die 5 Säulen der Gesundheit, die mir in meinem Gespräch vor der Justierung erklärt worden waren, und von denen eine die gesunde Ernährung mit ausreichend Flüssigkeit war, und machte an diesem Abend nicht mehr viel, außer ordentlich Wasser in mich hineinzukippen. Abends im Bett dann tatsächlich die erste positive Veränderung: Ich konnte gerade auf dem Rücken liegen, spürte zwar ein leichtes Pulsieren im linken Bein, hatte aber keine Schmerzen mehr. Sekundenschnell schlief ich ein.

Als ich morgens wach wurde, wollte ich die Feststellung vor dem Einschlafen immer noch nicht wahrhaben. Ich setzte mich auf die Bettkante und stand langsam auf. Auch jetzt spürte ich nur ein minimales Ziehen im linken Bein. Bekanntlich spielt der Glaube bei der Wirkung von Maßnahmen eine nicht zu unterschätzende Rolle – dies kann bei mir aber nicht der Fall gewesen sein, da ich keine allzu großen Hoffnungen in die Justierung gesetzt hatte. Insofern musste dieser mechanische Impuls wirklich eine Entlastung für den Nerv bedeutet haben.

Ich war regelrecht euphorisch. Drei Tage später fand die zweite Justierung statt. Wir vereinbarten für den Anfang zwei Termine pro Woche und ich schilderte jedes Mal die Reaktion meines Körpers. Schrittweise stellten sich Verbesserungen ein.

Zu viele Köche
verderben den Salat

Bei meinem letzten Orthopädentermin wurden mir nochmals zehn Einheiten Physiotherapie und Massage verschrieben. Weil ich für meine ersten zehn Einheiten durch die ganze Stadt fahren musste und dies im Alltag eher eine zusätzliche Belastung darstellte, entschied ich mich diesmal für eine Physiotherapiepraxis zwei Straßen weiter. Als Neukunde musste ich etwas länger auf meinen ersten Termin warten. Beim ersten Termin erzählte ich von meiner Diagnose und dem bisherigen Verlauf sowie, dass ich seit Kurzem in chiropraktischer Behandlung war. Zu Beginn machten wir einfache Bewegungsübungen, die deutlich machten, dass ich durch die längere Phase der Bewegungseinschränkung unbeweglich wie nie zuvor war. Hinzu kam die Angst vor bestimmten Bewegungen (es könnte ja wieder schlimmer werden). Meine neue Physiotherapeutin und ihre Kolleginnen vertraten einen Ansatz, der mittlerweile weit verbreitet ist: Muskelpartien, die unbeweglich und verhärtet sind, müssen gedehnt werden, um die volle Funktionalität wieder herzustellen.

Ich sollte mich z. B. nach vorne beugen, um zu sehen, wie weit ich herunterkomme. Diese weitverbreitete und weitere Übungen wurden nach und nach Teil des Bewegungsprogramms. Auch die Massage gestaltete sich ganz anders als die, die ich bei meiner ersten Physiotherapeutin kennengelernt hatte – wahrlich kein Genuss. Die Muskeln im Rücken wurden kraftvoll durchgewrungen (dieses Verb beschreibt am besten, wie sich die Massage anfühlte). Wobei ich dazu sagen muss, dass ich auch gar nicht den Anspruch hatte, dass sich immer alles gut anfühlen sollte.

Im Gegenteil: Ich war durchaus bereit, an die Schmerzgrenze zu gehen, wenn dies denn eine Verbesserung meiner Situation bedeutete.

Wieder zeigte ich mich zielstrebig und dehnte beinahe täglich zu Hause. Und ich wurde tatsächlich beweglicher. Schon nach einigen Wochen kam ich beispielsweise wieder an meine Zehenspitzen und auch Rotationsübungen gelangen wieder deutlich besser. Ich freute mich sehr über die Erfolge und hielt die anschließenden Beschwerden wie Ziehen in den Muskeln oder Schmerzen an den Folgetagen für normale Begleiterscheinungen. Die Physiotherapeutinnen bestärkten mich in meiner Motivation und so hatte ich nach den zehn Einheiten erneut das Gefühl, auf einem guten Weg zu sein. Derweil fuhr ich auch immer häufiger weitere Strecken mit dem Fahrrad und fühlte mich bis auf die eben genannten Symptome wieder richtig fit. Da ich mittlerweile schon von mehreren Ärzten und Physiotherapeuten die Frage gestellt bekommen hatte, ob denn Schwimmen nichts für mich wäre, fasste ich einen für mich unglaublichen Beschluss.

Exkurs: Warum Schwimmen bei mir leider negativ besetzt ist

Zunächst einmal muss ich erklären, dass ich, was das Thema Schwimmen betrifft, aus sehr ambivalenten Verhältnissen komme. Meine Mutter reduzierte den Kontakt mit Wasser seit jeher auf das Nötigste, weil ihr laut eigener Aussage in der frühen Kindheit jemand auf den Kopf gesprungen sei. Dies führte sie immer wieder an, wenn es z. B. um die Frage ging, ob wir als Familie nicht einmal zusammen ins Schwimmbad gehen sollten. Mein Vater hingegen verkörperte das absolute Gegenteil. Seit dem Grundschulalter hatte er in der warmen Jahreszeit einen Großteil seiner Freizeit mit Freunden im Freibad verbracht und dort neben Anerkennung und Bekanntheit im gesamten Stadtteil auch nahezu alle Schwimmabzeichen errungen, die auf eine Badehose passen. Darunter auch Abzeichen, die heute kaum noch bekannt sind wie der Totenkopfschwimmer (davon berichtete er immer besonders stolz).

Daher beschränkten sich unsere Schwimmbadausflüge auf vereinzelte Samstage, an denen mein Vater mit meinem Bruder und mir ins Hallenbad fuhr. Meine Mutter blieb dann lieber zu Hause und erledigte Liegengebliebenes im Haushalt. Der Ablauf im Schwimmbad war eigentlich immer gleich. Mein Vater hatte aufgrund seiner Schwimmsozialisation die Vorstellung, dass es ausreicht, wenn man einem Kind sagt: »So, jetzt schwimm mal«, und dann eventuell noch ein wenig Hilfestellung leistet. Entweder aufgrund meiner Genetik mütterlicherseits bzw. der omnipräsenten Geschichte vom Sprung auf den Kopf oder einfach wegen des Gefühls, der Erwartungshaltung meines Vaters ohnehin nicht gerecht werden zu können, wurde daraus natürlich nichts. In meiner Erinnerung klammerte ich mich vor lauter Angst im tieferen Wasser immer an meinem Vater fest, der dann irgendwann die Geduld verlor und mit uns in die Bereiche des Schwimmbades ging, in denen man auch als Nichtschwimmer Spaß haben konnte. Ähnlich gestaltete sich auch mein Schwimmunterricht während der Grundschulzeit. Vieles basierte auf Freiwilligkeit und so hatte ich schnell verstanden, was ich tun musste, um den Großteil der Schwimmstunde mit Ball im Flachwasserbereich des Beckens zu verbringen.

Im Alter von zwölf Jahren konnte ich immer noch nicht schwimmen und es sollte im zweiten Halbjahr der sechsten Klasse erneut Schulschwimmen stattfinden. Mittlerweile war es mir allerdings höchst unangenehm, dass ich noch Nichtschwimmer war, und so meldete ich mich selbst in einem Schwimmkurs an, den ich nach den Sommerferien startete, um mir im zweiten Halbjahr nicht die Blöße geben zu müssen. Dieser Schwimmkurs war in mehrfacher Hinsicht schrecklich für mich. Zunächst einmal fand dieser in einem der ältesten Schwimmbäder unserer Stadt statt – ein roter Backsteinbau mit Sammelumkleiden und einem großen Becken mit variierenden Wassertiefen. Dieses Bad war allein schon deswegen legendär, weil jeder, der schon einmal dort war, den Eindruck bekam, es gäbe dort weder für die Umkleiden noch für das Becken eine Heizungsanlage. In etwa so alt wie das Schwimmbad war auch meine Schwimmlehrerin, die mich am ersten Tag am Haupteingang des Bades in Empfang nahm und mir die Sammelumkleide zeigte. Dort durfte ich dann nach und nach die anderen Kursteilnehmer kennenlernen, deren Durchschnittsalter schätzungsweise sechs Jahre war. Am liebsten wäre ich unmittelbar aus dem Schwimmbad geflüchtet, willensstark war ich jedoch schon als Kind und wollte mein Ziel erreichen. Schließlich kannte ich die Kinder ja nicht und aus meiner Klasse wusste niemand, dass ich diesen Kurs machte.

Obwohl der Kurs im Sommer begann, war es in diesem Bad unfassbar kalt. Zitternd marschierten viele kleine und ein zwölfjähriges Kind zum Flachwasserbereich. Dort sollten sie der erfahrenen Schwimmlehrerin erst einmal zeigen, was sie können. In meinem Fall ging dies schnell, weil ich bis auf eine kreisende Armbewegung nichts vorzuweisen hatte (eigentlich unglaublich als Sohn eines Totenkopfschwimmers). Ich weiß noch, wie ich mich an einer Stange am Beckenrand festhalten sollte und die Schwimmlehrerin meine Beine nahm, um mit ihnen die klassische Brustschwimm-Bewegung durchzuführen.

Den weiteren Verlauf des Kurses habe ich weitestgehend verdrängt. Geblieben sind mir Erinnerungen an Bauchschmerzen und Unwohlsein an jedem Tag, an dem ich mich selbstständig auf den Weg zum Schwimmbad machte, an die arktische Kälte vor Ort und an den Tag im Herbst, an dem ich meine Seepferdchen-Prüfung abgenommen bekam (die 25 Meter schaffte ich tatsächlich, beim Ring half ich ein wenig mit dem Fuß nach). War ich stolz. Doch anstatt diesen Erfolg als Basis für den Bronze-Kurs zu nutzen, um wirklich schwimmen zu lernen, war meine erste Amtshandlung, nachdem ich zu Hause mein Abzeichen präsentiert hatte, die Schwimmlehrerin anzurufen und mich vom Schwimmkurs abzumelden. Schlussendlich hatte ich sogar noch das »Glück«, dass das Schulschwimmen im zweiten Halbjahr mangels zur Verfügung stehenden Schwimmbades nicht stattfinden konnte. So verblieb ich auf dem Niveau eines Seepferdchens.

Falls nun die Frage aufkommt, warum ich das alles erzähle: Ohne es statistisch belegen zu können, bin ich zu der Überzeugung gelangt, dass Erwachsene, die in ihrer Kindheit und Jugend einen positiven Bezug zum Schwimmsport entwickelt haben, und auch im Erwachsenenalter regelmäßig schwimmen, in der Regel keine Rückenbeschwerden haben. Beim Schwimmen werden sämtliche Muskeln des Rückens beansprucht und die Wirbelsäule so stabilisiert. Oft habe ich meine Entscheidung bereut, damals nicht weitergemacht zu haben. Ins Schwimmbad zu gehen, kostet mich bis heute Überwindung und daher war der Entschluss, den ich im Herbst 2018 traf, wirklich etwas Besonderes.

Intensiv-Schwimmkurs

N ach längerer Recherche im Netz fand ich einen Intensiv-Schwimm-kurs für Erwachsene. Dieser fand in den Herbstferien montags bis freitags abends (10 Einheiten à eine Stunde) statt.

Als ich am ersten Tag vor der kleinen Schwimmhalle wartete, bemerkte ich etwas irritiert viele Kinder und deren Eltern. Der Kurs bestand aus zwei Gruppen: einer riesigen Kinder-Gruppe, die zuerst an der Reihe war und ungefähr 45 Minuten kräftig übte, bevor dann die Eltern ans Schwimmbecken durften, um die Fortschritte ihrer Kinder zu begutach-ten. Währenddessen waren wir drei Erwachsenen dazu aufgefordert, uns zu duschen und schon einmal auf der Bank neben dem Becken Platz zu nehmen. Doch wer waren diese drei Erwachsenen eigentlich? Ein 80-jäh-riger Mann, der sein Leben lang gearbeitet hatte und sich damals – nach dem Tod seiner Frau – den Wunsch erfüllen wollte, endlich Schwimmen zu lernen, eine Frau um die 50, die panische Angst vor Wasser hatte und diese überwinden wollte, und ich, ein 32-jähriger junger Mann, der sei-ne aus der Kindheit stammende Schwimm-Blockade überwinden wollte und die Hoffnung hatte, durch regelmäßiges Schwimmen einen Beitrag zu seiner Rückengesundheit leisten zu können. Alleine schon diese Kon-stellation empfand ich als Satire.

Dass wir dann noch zu dritt auf der Bank warten mussten, bis die Kleinen fertig waren, und uns danach im Wasser unter den neugierigen Blicken der Erwachsenen, die ihre Kinder zum Duschen begleiteten, aufwärmten, machte das Ganze schon zu einer emotionalen Herausfor-derung.

Die Schwimmlehrerin war toll. Sie betreute ihr neues Trio sehr ver-ständnisvoll und nahm sich die nötige Zeit. Ich konnte zwar schwimmen, meine Technik war jedoch miserabel. Nur das Brustschwimmen beherrschend, holte ich sämtliche Kraft aus den Armen und war dementsprechend immer schnell aus der Puste. Das gezielte Training der Beinbewegung fiel mir relativ schwer, ich war aber wie gewohnt eifrig bei der Sache. Nach dem ersten Mal merkte ich meinen unteren Rücken jedoch wieder deutlich stärker. Ich schob dies auf die ungewohnten Bewegungsabläufe und machte auch zu Hause meine Trockenübungen.

Im Laufe der zehn Tage legte ich meine Unsicherheit fast gänzlich ab und bewegte mich immer ruhiger im Wasser, was mir sehr gefiel. Teilweise machte es mir sogar Spaß – wer hätte das gedacht.

Am Ende des Kurses wurden wir gefragt, ob wir nicht dem Verein beitreten wollen, um regelmäßig zu schwimmen. Ich hätte ernsthaft darüber nachgedacht, wenn ich nicht gewusst hätte, dass dies außerhalb der Ferien im Alltag nicht umsetzbar gewesen wäre (inklusive Hin- und Rückfahrt beanspruchte eine Einheit ungefähr zwei Stunden). Hinzu kam, dass mir andere Sportarten einfach viel mehr Freude bereiteten und mich keine Überwindung kosteten. So blieb ich beim Fahrradfahren.

Eine schmerzarme Episode

N ach meinem Schwimmkurs folgte eine längere Phase, in der ich nur noch selten stärkere Schmerzen hatte. Ich kombinierte mittlerweile die Kräftigungsübungen aus meiner ersten physiotherapeutischen Behandlung mit den Dehnübungen der zweiten in meinem Trainingsprogramm. Dieses führte ich durchschnittlich alle zwei bis drei Tage durch – je nach Reaktion meines Rückens. Allerdings spürte ich häufig, insbesondere nach den Dehnübungen, ein stärkeres Ziehen im unteren Rücken.

In solchen Momenten war ich immer wieder verunsichert und googelte, welche Übungen der Lendenwirbelsäule Entspannung verschaffen sollten. In nahezu allen Mitmachvideos und Ratgebern fand ich dann jedoch die Bestätigung, dass ich auf dem richtigen Weg und eine Erstverschlimmerung oder ein Muskelkater normale Reaktionen seien. Also weiter. Zuerst das Aufwärmprogramm und dann ein Wechsel von Kräftigungs- und Dehnübungen. Zusätzlich ging ich weiterhin zur chiropraktischen Behandlung – inzwischen alle 14 bis 21 Tage.

In der ersten Hälfte des Jahres 2019 nahm auch die schulische Belastung wieder deutlich zu. Am Anfang bemerkte ich den Anstieg meines Stresslevels nicht wirklich, erst als sich einige Wochen vor den Sommerferien die Tage mit stärkeren Rückenbeschwerden mehrten, wurde ich nachdenklich und versuchte, mir mehr Pausen zu gönnen.

In der vorletzten Schulwoche vor den Sommerferien baute sich schließlich von Montag bis Freitag langsam ein stärker werdender Schmerz in der Lendenwirbelregion auf, der mich freitags nach dem Wocheneinkauf dazu zwang, mich ins Bett zu begeben. Dort liegend überlegte ich angestrengt, ob es irgendeinen Auslöser im Sinne einer ungünstigen Bewegung gegeben hatte, der für die Schmerzen verantwortlich sein könnte. Mir fiel jedoch nichts ein. »Naja, mit etwas Ruhe am Wochenende wird das schon wieder«, dachte ich.

Die zweite Nachthälfte war bereits so schmerzhaft, dass ich aufstehen musste. Es wurde von Stunde zu Stunde schlimmer und morgens vor dem Spiegel stellte ich dann fest, dass ich eine gekrümmte und schiefe Körperhaltung eingenommen hatte. Montags hatte ich ohnehin meinen nächsten Termin zur Justierung und verband damit die Hoffnung, dass anschließend Besserung eintreten würde. Aber dem war nicht so.

Es folgte die schmerzhafteste Phase meines noch jungen Lebens. Es gab keine Position mehr, die Linderung brachte, auch das Sitzen war nun schmerzhaft. Tabletten zeigten erneut keinerlei Wirkung. Mein mittlerweile drittes MRT brachte dann zum Vorschein, was in meinem Rücken los war:

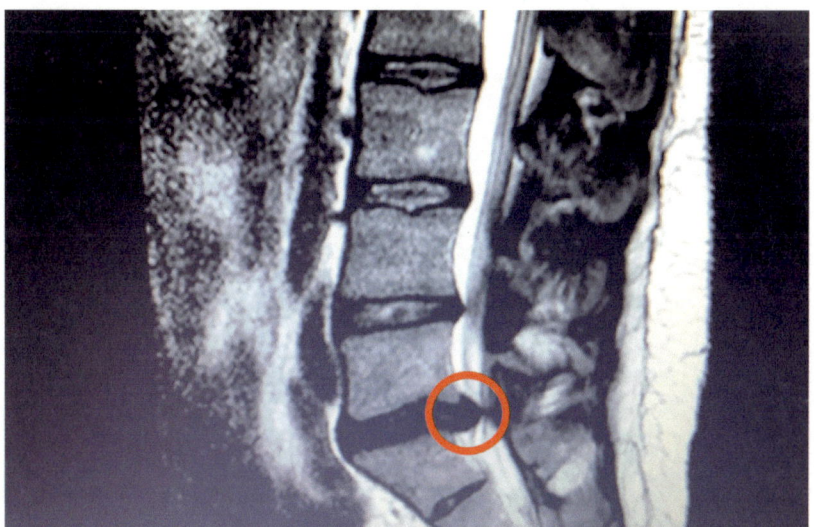

- Im Bewegungssegment LWK 5 / S1 zeigt sich ein rechts medio-lateraler, noch subligamentärer NPP, der sich im Vergleich mit einer Voruntersuchung vom 14.05.2018 leicht größenprogedient darstellt.
- Leichtgradige Chondrose im Segment LWK 4 / 5.

Mein persönlicher Tiefpunkt

T ja, der Vorfall hatte sich also noch mal vergrößert und beim genaueren Betrachten der Bilder wird einem auch klar, warum es damals keine schmerzfreie Position für mich gab. Die Nerven im Spinalkanal wurden so massiv eingeengt, dass ich lediglich schmerzärmere und schmerzintensivere Haltungen einnehmen konnte. Ich war verzweifelt. Einerseits, weil die Schmerzen mir die Tränen in die Augen trieben und ich z. B. beim Aufstehen irgendetwas zwischen Stöhnen und Schreien von mir geben musste, andererseits, weil ich seit der Erstdiagnose so vieles verändert hatte und nun trotzdem einen solchen Rückschlag erleiden musste.

An einem Morgen, als meine Frau arbeiten war und beide Jungs in der Kita, hiefte ich mich vom Bett zum Küchentisch, um einen Kaffee zu trinken. Am Tisch angekommen heulte ich los. Die Gefühle in meinem Kopf waren eine ausgeglichene Mischung aus Trauer und Wut.

Wie hatte sich meine Situation so verschlechtern können, wo ich doch seit mittlerweile zwei Jahren darauf achtete, ungünstige Belastungen zu vermeiden und zusätzlich fleißig meine Übungen machte?

Eine Antwort auf diese Frage habe ich bis heute nicht gefunden. Vielleicht war mein subligamentärer Bandscheibenvorfall (subligamentär bedeutet, dass das hintere Längsband der Bandscheibe zuvor noch intakt war) eine tickende Zeitbombe, die auch ohne größere Belastung irgendwann hochgehen musste? Oder einzelne der durchgeführten Dehnübungen bedeuteten eine zu starke Quetschung der vorgeschädigten Bandscheibe? Oder mein im Schulendspurt vor den Sommerferien gestiegenes Stresslevel führte zu dieser Situation? Oder die Kombination von allem?

Für einen naturwissenschaftlich denkenden und wissbegierigen Menschen wie mich ist es schwer zu akzeptieren, dass diese Frage unbeantwortet bleibt. Im Gegensatz zu der Ursache waren wenigstens die Folgen des Bandscheibenmaterials in meinem Spinalkanal sehr deutlich zu spüren und ließen wenig Interpretationsspielraum.

Auf dem Zenit meiner Schmerzen konnte ich nur wenige Meter laufen, lediglich nach vorne gebeugt sitzen und maximal eine Stunde am Stück schlafen. Dies auch nur auf der rechten Seite liegend und mit angewinkelten Beinen. Nach bereits drei solcher Nächte wurde ich wieder einmal nachts wach und musste zur Toilette. Aufstehen war nicht möglich. Ich war fast bewegungsunfähig, schaffte es aber, nach einigen Minuten rückwärts auf dem Bauch liegend aus dem Bett zu robben. Das Aufrichten war dann so schmerzhaft, dass ich vor dem Bett auf dem Boden zusammensackte. Meine Frau wurde wach und fand mich dort. Selbst mit ihrer Hilfe konnte ich nicht mehr aufstehen. Ich bat sie, mir eine Flasche zu bringen, entleerte meine Blase und als nach drei weiteren Versuchen immer noch kein Positionswechsel möglich war, rief meine Frau den Rettungswagen.

Da lag ich nun. Wie ein Käfer auf dem Rücken. Die ganze Zeit über hatte ich versucht, gegen die Beschwerden anzukämpfen, und jetzt hatte ich keine Kontrolle mehr über meinen Körper. Als die Rettungssanitäter eintrafen und mich fragten, ob ich aufstehen könnte, musste ich dies verneinen. Sie holten einen tragbaren Sitz aus dem Auto und nun war es meine Aufgabe, zumindest diesen Thron irgendwie zu erklimmen. Nach einer gefühlten Ewigkeit schaffte ich es auf die Sitzfläche und wurde dann, wie seinerzeit die Adligen zum Rettungswagen getragen. Zu diesem Zeitpunkt hatte ich die Hoffnung, dass mich im Krankenhaus ein Orthopäde genauer untersuchen würde. Dies war nicht der Fall. Wieder wurde dieser dämliche Würfel unter meinen Beinen platziert und mir ein Zugang gelegt. Und wieder machte der Würfel die Schmerzen nur schlimmer. Dann kam ein Neurologe zu mir herein, der mir mitteilte, dass erst mal nichts gemacht würde, außer mir Schmerzmittel zu verabreichen, und ich dann Anfang der Woche (es war Samstag) ins MRT käme. Meinen Hinweis, dass ich dem monotonen Brummen des MRTs erst kürzlich hatte lauschen dürfen und der Befund klar gewesen wäre, kommentierte er damit, dass man sich ein eigenes Bild machen wollte. Aufgrund der Tatsache, dass bereits in den letzten Tagen die Höchstdosis Novalgin keinerlei Wirkung bei mir gezeigt hatte und ich jetzt nicht im Krankenhaus auf mein viertes MRT warten wollte, fällte ich eine Entscheidung. Ich ließ mich auf eigenen Wunsch entlassen und mobilisierte meine letzten Kräfte.

Verkrümmt humpelte ich hoch zum Taxistand und setzte mich im Schlafanzug in das erste der Reihe. Den Gesichtsausdruck des Taxifahrers werde ich wohl auch nie vergessen. Eine Mischung aus Mitleid und Verwunderung. Er setzte mich vor der Haustür ab und ich quälte mich durch die zweite Hälfte der Nacht. Auch eine weitere Justierung brachte diesmal keine Linderung. Das Bandscheibenmaterial musste vom Körper abgebaut werden und so lange musste ich mit den Schmerzen leben.

Aufgrund der zermürbenden Schmerzen führte ich noch mal ein Gespräch mit meinem Hausarzt, der mich an einen bekannten Wirbelsäulenchirurgen in unserer Stadt überwies. Er gab mir aber mit auf den Weg, dass ich mich seiner Meinung nach nicht operieren lassen sollte. Vermutlich verband er damit die Hoffnung, dass mir die Einschätzung eines Spezialisten, dessen tägliches Geschäft aus dem Operieren von Wirbelsäulen besteht, in gewisser Weise neuen Mut machen könnte. Das Gespräch fand im Krankenhaus statt. Der Chirurg bestätigte, dass es sich bei meinem Vorfall um einen »ordentlichen« handeln würde, und sprach von einer »Kann-Indikation für eine OP«. Er schätzte mich nach meinen Schilderungen aber auch richtig ein und ergänzte, dass ich ein Typ wäre, der es auch so schaffen könnte. Sobald Taubheit oder sogar Probleme beim Einhalten von Harn oder Stuhl dazukämen, sollte ich sofort vorstellig werden. Dieses sogenannte Cauda-Syndrom würde eine Operation unumgänglich machen.

Augen zu und durch

In der Tat hatte das Gespräch im Krankenhaus den Effekt, dass ich wieder etwas hoffnungsvoller war und weiterkämpfen wollte. Wenn selbst derjenige, der berufsbedingt gerne Rücken aufschneidet und damit für das Krankenhaus große Gewinne erzielt, die Meinung vertritt, dass ich es auch ohne Operation schaffen kann, ist das ja zunächst einmal etwas Positives.

Als vorbildlicher Beamter hatte ich es bis dato geschafft, meine schlimmsten Schmerzphasen überwiegend in den Ferien (unterrichtsfreie Zeit) zu durchleben. So auch diesmal. Ich konnte nun die Sommerferien zur Regeneration nutzen. Mein Chiropraktiker gab mir den Tipp, mir ein Kühlpack unter das T-Shirt zu stecken und dann ein paar Meter zu gehen. Barfuß und mit Kühlpack ging ich zunächst eine winzige Runde ums Haus und versuchte, mich dann von Tag zu Tag zu steigern. Kälte schien bei mir besser zu helfen als Wärme. Vielfach propagiert waren meine Erfahrungen mit Wärme eher schlecht: Badewanne, Wärmekissen oder wärmende Cremes brachten entweder nichts oder verstärkten die Symptome. Das kalte Wasser auf Langeoog, eine kalte Dusche oder auch das Kühlpack im Rücken halfen zumindest kurzzeitig, den Schmerz zu betäuben. Nach meiner Fahrt mit dem Rettungswagen schlief ich vorerst nicht mehr in unserem gemeinsamen Bett, da ich mich nur schwer aus der liegenden Position aufrichten konnte. Mein neuer Schlafplatz war auf dem Boden im Wohnzimmer, denn dort konnte ich etwas besser in die stehende Position kommen, indem ich mich an der Couch hochzog. Vielleicht kommt daher die Redewendung »Auf dem Boden der Tatsachen angekommen«?

Etwa zwei Wochen war ich »am Boden zerstört«, schlief maximal zwei Stunden am Stück, weil der Schmerz in der seitlichen Liegeposition dann zu intensiv wurde, benötigte etwa fünf Minuten, um mich mithilfe der Couch aufzurichten, und setzte mich dann auf einen Stuhl. Im Sitzen konnte ich zumindest weiter dösen. Wenn ich als Schüler oder später in meiner beruflichen Ausbildung ein sehr gutes Ergebnis erzielt hatte, pflegte meine Mutter immer zu sagen: »Aber immer schön auf dem Boden bleiben.« Entgegen ihres Ratschlags wollte ich dies aber nicht zum Dauerzustand werden lassen.

Die Tage lassen sich für diese Phase kurz zusammenfassen: möglichst viele Positionswechsel mit der Hoffnung verbunden, zwischendurch kurze Schmerzpausen erleben zu dürfen. Ausgedehntes Duschen mit kaltem Wasser. Außerdem der Versuch, trotz allem für meine Frau und meine Kinder da zu sein. Eines Tages war ich mit den Jungs im Garten und konnte irgendwann nicht mehr stehen. Da kletterte ich auf die Gartenliege und stellte überraschenderweise fest, dass ich dort zumindest kurzzeitig unter erträglichen Schmerzen auf dem Rücken liegen konnte. Die Gartenliege hat eine geschwungene Form und scheinbar führte diese dazu, dass der Druck auf die Nerven in dieser Haltung etwas geringer war. Abends trug meine Frau die Liege dann ins Wohnzimmer und tatsächlich wurden meine Schlafphasen von dem Moment an etwas ausgedehnter und erholsamer. Die Liege hatte den zusätzlichen Vorteil, dass ich nicht aufwendig über meine rechte Seite, sondern dank der Wippfunktion mit etwas Schwung nach vorne aufstehen konnte. Von meinem im wörtlichen Sinne zu verstehenden Tiefpunkt hatte ich mich nun also einen ersten Schritt entfernt und konnte nachts wieder etwas mehr Energie tanken. Die Liege war mir für weitere zwei Wochen ein treuer Gefährte und zwischendurch schlichen sich sogar kurze Phasen ohne Schmerzen ein. In diesen Momenten lag ich zufrieden auf dem Rücken und genoss den Moment, der mit dem Aufstehen ein rasches Ende nahm. Mühsam ernährt sich die Bandscheibe.

Ein kleiner Schock und ein Stall voller Kühe

Mitte August hatte ich zwei Wochen auf der Liege verbracht und befand mich auf dem Weg der Besserung. Wir hatten Urlaub auf einem Familienbauernhof gebucht und bis zuletzt überlegt, ob wir die Fahrt ins Fichtelgebirge antreten sollten oder nicht. Nach den Erfahrungen von Langeoog und aufgrund der Tatsache, dass meine Frau mich mit vollem Einsatz unterstützte, entschieden wir uns für den Urlaub. Beim Packen des Kofferraums wollte ich es mir jedoch nicht nehmen lassen, zumindest ein wenig mitzuhelfen. Ich achtete sehr diszipliniert auf ein korrektes Anheben der Taschen und legte Pausen ein.

Als das Auto dann abends startklar war und wir die Jungs im Bett hatten, nahm ich schnell wieder meinen Platz auf der Liege ein. In den frühen Morgenstunden wollten wir losfahren. Ich vernahm zunächst eine Mischung aus Kribbeln und Schmerz im linken Bein. Als ich schon halb eingeschlafen war, spürte ich es plötzlich überhaupt nicht mehr. Sofort wurde ich wach und versuchte, die Zehen zu bewegen, was nach einigen Sekunden auch möglich war. Danach kam das Gefühl im Bein schrittweise wieder zurück. Dies war der erste Moment seit Beginn meines Bandscheibensalates, in dem ich froh war, dass die Schmerzen wieder da waren. Vermutlich war das Packen des Kofferraums zu viel gewesen. Auf jeden Fall war der Nerv danach ganz schön entnervt. Glücklicherweise war dies bis heute die einzige Situation, in der ich das Gefühl im linken Bein für kurze Zeit verlor. Ansonsten durfte ich die gesamte Palette der Symptome eines irritierten bzw. gequetschten Nervs kennenlernen:

- Kälte- und Wärmeempfinden im Bein
- Kribbeln
- Schmerzen
- Wadenzucken
- Wadenkrämpfe

Die Fahrt ins Fichtelgebirge war deutlich anstrengender als die nach Langeoog. Meine Symptome waren ähnlich wie 2018, allerdings konnte ich, wenngleich unter Schmerzen, länger am Stück laufen. Wahrscheinlich liebe ich Bauernhöfe mit Rinderhaltung deshalb, weil meine Eltern, mein Bruder und ich in meiner Kindheit sehr viele Urlaube auf einem Bauernhof im Sauerland verbracht haben und ich viele schöne Erinnerungen an diese Zeit habe. Vor allem der typische Geruch eines Kuhstalls ist bei mir im Gegensatz zu vielen anderen positiv besetzt. Was blieb mir da anderes übrig, als nach dem Auspacken und einer kurzen Ruhepause mit den Jungs in den Stall zu gehen? Stiefel an und los. Der Stallgeruch und die Freude in den Gesichtern der Jungs ließen mich die Schmerzen für einen Moment vergessen.

Der Besuch bei den Milchkühen wurde zu unserem täglichen Ritual. Es ist wirklich beeindruckend und nicht zu unterschätzen, wie sehr eine für die Psyche positive Umgebung das Befinden insgesamt beeinflusst. Einmal fühlte ich mich im Stall derart wohl, dass ich den Bauern kurzerhand beim Verteilen des Heus mit der Gabel unterstützte. Das war zugegebenermaßen nicht schlau und die sich anschließende Kritik meiner Frau absolut berechtigt, aber es machte Spaß und ein bisschen Spaß muss sein. Die Bewegungen mit der Heugabel warfen mich mit Blick auf meine zu diesem Zeitpunkt tendenziell steigende Formkurve lediglich zwei Tage zurück.

Physiotherapie, die Dritte

Nach unserem Urlaub erhielt ich wieder ein Rezept für Physiotherapie. Diesmal sollten es zehn Einheiten »Physiotherapie und manuelle Therapie« richten, weswegen ich eine weitere Praxis aufsuchen musste. Mein Therapeut war wirklich sehr nett und wir führten interessante Gespräche, allerdings war mir nach der ersten Einheit klar, dass hier wieder ein anderer Ansatz verfolgt wurde. Für einen Menschen wie mich, der klare Ansagen bevorzugt, ist so etwas schwer zu akzeptieren. Von Anfang an wollte ich einfach nur wissen, was ich tun könne, um meinen Rücken zu stärken, damit die Beschwerden zurückgingen. Aber so ist das, drei Physiotherapeuten, drei Meinungen. Egal, wenn man die Hoffnung hat, diesen ganzen Mist irgendwann mal hinter sich lassen zu können, ist man auch für neue Ansätze dankbar.

Die Übungen hier hatten nichts mit Kräftigung zu tun und ich musste auch keine Dehnübungen durchführen. Stattdessen wurden meine Beine bewegt und gedehnt, während ich auf dem Rücken lag. Eigentlich ziemlich angenehm, wäre da nicht der starke Schmerz beim Strecken des linken Beines gewesen. Ich wollte mal wieder nicht zimperlich sein, fragte beim zweiten Mal dennoch nach, ob das so sein müsste bzw. nicht kontraproduktiv wäre, schließlich war der ausstrahlende Schmerz nach der ersten Behandlung noch einige Zeit spürbar gewesen. Der Therapeut wirkte ganz entspannt und so biss ich die Zähne zusammen. Tatsächlich ging der Schmerz auch von Behandlung zu Behandlung etwas zurück, was rückblickend vermutlich daran lag, dass das Bandscheibenmaterial kleinschrittig abgebaut wurde und der Nerv wieder mehr Platz bekam.

Nach den Bewegungsübungen folgte die manuelle Therapie, die so aussah, dass ich mich auf die Seite legen sollte, woraufhin der Therapeut mit seinen Fingern bestimmte Bereiche in meiner Lendenwirbelregion mit Druck bearbeitete. Diesen Druck empfand ich als relativ angenehm, ich kann jedoch nicht beurteilen, ob diese manuelle Therapie in irgendeiner Weise heilsam war.

Nach den zehn Einheiten ging es mir wieder etwas besser. Ich führte noch ein abschließendes Gespräch mit dem Physiotherapeuten und fragte ihn, welche Übungen ich seiner Meinung nach in meinen Alltag einbauen sollte, um weitere Rückfälle zu vermeiden. Er berichtete mir, dass er selbst schon mehrere Bandscheibenvorfälle erleiden musste und heute trotzdem keine speziellen Übungen mehr durchführe. Er würde sich aufs Wandern sowie Fahrradfahren beschränken und insgesamt versuchen, einfach entspannter zu leben. Ich sollte einfach häufiger mal ein Bier trinken …

Das Wandern ist des Wirbels Lust

Da Spaziergänge wieder möglich waren, ging ich fortan jeden Abend, nachdem die Jungs im Bett waren, eine größere Runde. Das tat Körper und Seele gut und damit konnte ich nichts falsch machen. Mit Rückenübungen war ich mittlerweile etwas vorsichtiger geworden. Nach einem ausführlichen Gespräch mit einem Kollegen, der in den 30ern ebenfalls starke Bandscheibenprobleme gehabt hatte, entschied ich mich dazu, zukünftig eine Art Trainingsdokumentation zu führen. Ich erstellte auf dem Tablet eine Tabelle mit den Spalten »Tagesform«, »Übungen« und »Sonstiges«. Dort trug ich nun jeden Tag ein, wie meine grundsätzliche Verfassung an diesem Tag war, welche Übungen ich durchgeführt hatte und welche anderen Dinge für den Rücken von Bedeutung waren (z. B. wenn ich den Wocheneinkauf erledigt hatte oder etwas Schweres heben musste). Mein Ziel war nach wie vor zu erkennen, auf welche Bewegungen mein Rücken mit Schmerzen und Verspannungen reagierte.

Auch hier bestätigte sich, was ich schon vorher festgestellt hatte: Die Reaktionen des Rückens sind ziemlich variabel und bei Weitem nicht immer kausal zu erklären. Teilweise führte ich an mehreren Tagen die gleichen Übungen aus, bemerkte aber unterschiedliche Wirkungen. Hinzu kommt, dass ich natürlich aufgrund der schon lange anhaltenden Symptomatik sensibler mit Wahrnehmungen im unteren Rücken umging. So ist es z. B. bis heute schwierig für mich zu unterscheiden, ob ein Ziehen im Lendenwirbelbereich am folgenden Tag durch einen Muskelkater verursacht wird oder ich durch eine oder mehrere Übungen bereits vorgeschädigte Bewegungssegmente gereizt habe. Vor dem ganzen Bandscheibensalat, als ich noch nichts vom Befund wusste und immer mal wieder Fußball spielen ging, hatte ich bei Schmerzen am Folgetag einfach an Muskelkater gedacht und fertig. Heute, mit dem Wissen um die vorhandene Schädigung, führen Schmerzen in diesem Bereich teilweise zu einer psychischen Belastung, da sich einerseits die Erinnerung an die schmerzintensiven Episoden eingebrannt hat und andererseits immer die Frage im Raum steht: »Habe ich etwas falsch gemacht?«

Insofern sollte zukünftig wirklich hinterfragt werden, ob bildgebende Verfahren bei degenerativen Wirbelsäulenerkrankungen standardmäßig eingesetzt werden müssen. Eine Bandscheibenprotrusion (Vorwölbung) oder einen Bandscheibenprolaps (Vorfall) kann ein erfahrener Arzt schließlich auch allein durch körperliche Untersuchungen diagnostizieren. Nach mittlerweile vier MRTs bin ich zu dem Schluss gekommen, dass es für mich wahrscheinlich besser gewesen wäre, wenn ich nie ein Bild meiner LWS zu Gesicht bekommen hätte. Wobei ich an dieser Stelle schon einmal verraten kann, dass ich das letzte MRT selbst veranlasst habe, um zumindest in einem Punkt Klarheit zu erlangen.

Als kleine Motivationshilfe befestigte ich ein Bild mit Wanderschuhen an unserer Wohnungstür und war wieder einmal sehr diszipliniert. Jeden Abend, unabhängig vom Wetter oder dem Fernsehprogramm, ging ich eine große Runde und versuchte dabei, möglichst zügig zu laufen und nach Möglichkeit die Arme mitzunehmen. Und falls die Frage im Raum steht: Nein, für Nordic Walking fühle ich mich definitiv noch zu jung.

Exkurs: Über die Komplexität der Gesundheit

Wie oft hatte ich seit Beginn meiner Dienstzeit am Anfang der 8. Klasse mit den Schülern über die Definition der WHO zur Gesundheit gesprochen. Demnach ist Gesundheit ein Zustand vollständigen körperlichen, seelischen und sozialen Wohlbefindens.

Um dies zu verdeutlichen, zeichne ich immer ein Strichmännchen, das folgendermaßen beschriftet wird:

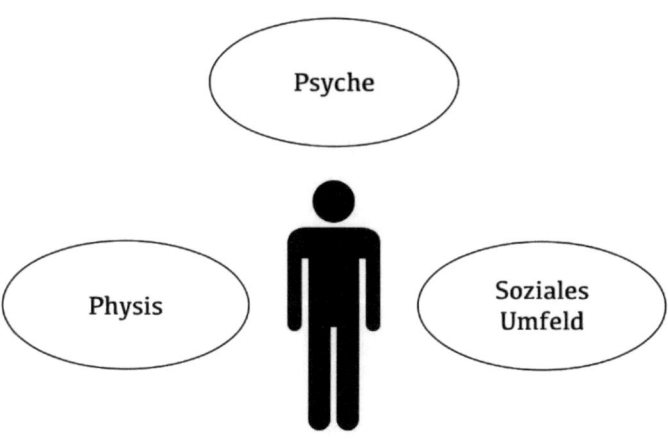

Zunächst versuche ich, den Schülern klarzumachen, dass 100-prozentige Gesundheit eine utopische Vorstellung ist und bedeuten würde, dass es in keinem der drei Bereiche Belastungsfaktoren gäbe. Die Devise muss also lauten, möglichst nah an die 100 Prozent heranzukommen und auf diese Weise ein gesundes Gleichgewicht zu erreichen. Das Spannende an diesen Bereichen ist, dass sie sich sowohl positiv als auch negativ wechselseitig beeinflussen können. Dazu folgen im Unterricht verschiedene Beispiele.

Mein Klassiker ist das Schulkind, das morgens regelmäßig Bauchschmerzen hat und deswegen mit seiner Mutter zum Arzt geht. Dieses Kind hat ein augenscheinlich physisches Problem. Da das deutsche Gesundheitssystem darauf ausgerichtet ist, symptomorientiert zu behandeln, wird dieses Kind mit hoher Wahrscheinlichkeit abgetastet, weist keinen auffälligen Befund auf und der Arzt verschreibt ihm dann etwas gegen die Bauchschmerzen. Im Unterricht stelle ich dann die Frage, ob sich das Problem damit erledigt hat oder ob die Schüler eventuell eine andere Erklärung für die wiederkehrenden Bauchschmerzen haben. In der Regel finden sich immer einige Schüler, die so etwas äußern wie: »Vielleicht fühlt sich das Kind in der Schule nicht wohl« oder »Bestimmt wird das Kind gemobbt.« An der Stelle weise ich dann kurz darauf hin, dass das Wort »Mobbing« in unserer Gesellschaft meiner Meinung nach häufig zu leichtfertig benutzt wird, und bestätige dann den Verdacht der Schüler. Danach gehen wir die drei Bereiche Schritt für Schritt gemeinsam durch.

Soziales Umfeld:	Das Kind ist z. B. mit dem Anforderungsniveau in der Schule überfordert und erhält deswegen regelmäßig schlechte Rückmeldungen.
Psyche:	Es ist zunehmend frustriert, fühlt sich in der Schule unwohl und entwickelt Selbstzweifel.
Physis:	Die Erwartung an die nun negativ besetzte Lernsituation führt zu Unwohlsein und Bauchschmerzen.

Der Teufelskreis ist generiert und wird zusätzlich begünstigt, wenn das Kind merkt, dass es sich durch die Bauchschmerzen der unangenehmen Situation entziehen kann (Flucht). Auf diese Weise können sich relativ schnell bestimmte Reaktionen des Körpers manifestieren.

Damit die Schüler erkennen, dass diese Wechselwirkung in allen drei Bereichen ihren Ursprung haben kann, besprechen wir danach ein Beispiel, das gänzlich anders gelagert ist (unsere Schule ist eine Sportrealschule). Ein junger Profifußballer hat einen Großteil seiner Kindheit und Jugend in seine Karriere investiert und hat kürzlich den Durchbruch geschafft. Jetzt kann er das große Geld verdienen und die Anerkennung bekommen, die er sich schon immer gewünscht hat. In einem Zweikampf knickt er ungünstig um, woraufhin seine Achillessehne reißt. Trotz schneller Behandlung und anschließender Physiotherapie wird er nie wieder auf dem vorherigen Niveau spielen können und muss seine Karriere an den Nagel hängen (eine schöne Metapher wie ich finde). Der Spieler spürt bereits während des Zweikampfes, dass diese Verletzung schwerwiegende Folgen haben wird. Nach der endgültigen Diagnose beginnt auch hier der Teufelskreis.

Physis:	Die Achillessehne ist durch und verursacht starke Schmerzen. Auch die physiotherapeutischen Anwendungen sind kräftezehrend und unangenehm.
Psyche:	Der Spieler ist frustriert, die Angst um seine Karriere ist von Anfang an präsent in seinem Kopf. Er empfindet seine Verletzung als ungerecht, schließlich hat er doch so viel für seine körperliche Fitness getan.
Soziales Umfeld:	Die Auswirkungen auf das soziale Umfeld können in Abhängigkeit vom Charakter des Spielers unterschiedlich ausfallen. Es kann z. B. sein, dass sich der Spieler aufgrund seiner schwierigen Situation zurückzieht und versucht, sein Leben neu auszurichten.

Beide Geschichten verdeutlichen, wie kompliziert Gesundheit ist. Und obwohl ich seit meinem Biologiestudium um dieses Phänomen weiß, unterliege ich doch den gleichen Gesetzmäßigkeiten und schaffe es nur bedingt, den Teufelskreis zu durchbrechen. Als ich 2017 meine Erstdiagnose erhielt, setzte sich die Maschinerie in Bewegung.

Physis:	Ausstrahlende Schmerzen hatte ich mittlerweile schon etwas länger.
Psyche:	Meine Psyche war bis dato nur dahingehend beteiligt, dass ich wissen wollte, was die Ursache meiner Schmerzen war. Als ich dann die Bilder zu sehen bekam und der Orthopäde mir mitteilte, dass meine Bandscheibe gerissen war, war meine Psyche unmittelbar stärker involviert. Zum einen war ein Bandscheibenvorfall in meiner Vorstellung eine sehr schwerwiegende Diagnose und zum anderen hatte ich nun Angst, was diese Diagnose für meine Zukunft bedeuten würde.
Soziales Umfeld:	Meine Frau bemerkte sofort, dass ich anders nach Hause kam, als ich morgens losgefahren war. Natürlich musste ich mich fortan auch beim Spielen mit den Jungs vorsichtiger verhalten. Hochheben war erst mal tabu, Ballspielen ebenfalls.

Zu diesem Zeitpunkt ging es mir aber verglichen mit den Schmerzphasen in den nächsten Jahren noch ganz gut. Ich fand es zwar ungerecht, dass es gerade mich getroffen hatte, weil ich wie eingangs beschrieben keine typischen Risikofaktoren erfüllte. Ich ging jedoch davon aus, dass ich mich jetzt durch diese kurze Phase arbeiten musste und mein »Problem« dann wie sonst auch immer in den Griff bekomme.

Ein Trugschluss. Richtig deutlich wird das Zusammenspiel der drei gesundheitlichen Bereiche in dem Moment, als im Jahr 2019 gar nichts mehr ging. Als die Schmerzen sich langsam wieder aufbauten, war sofort die Psyche beteiligt. Woher kommen die Schmerzen? Was ist in meinem Rücken los? Eigentlich reicht ein Wort zur Beschreibung: Angst. Häufig wird in anderen Zusammenhängen davon gesprochen, dass Angst lähmend sein kann. Auch bei mir trat eine Lähmung ein, die so aussah, dass ich mich physisch und psychisch zurückzog. Ich verkroch mich regelrecht ins Bett, hatte ich doch das Gefühl, dass ich es mit meinen Anstrengungen nur schlimmer gemacht hätte.

Immer wieder diese Geschichten von Leuten, die ebenfalls einen Bandscheibenvorfall hatten und mittlerweile beschwerdefrei sind, obwohl sie laut eigener Aussage »nicht mehr wirklich etwas dafür (oder sollte es dagegen heißen?) tun«. Warum verdammt noch mal bekomme ich das nicht in den Griff? Ich wurde zunehmend wortkarg, was eigentlich nicht meinem Charakter entspricht. Bei gemeinsamen Mahlzeiten mit meiner Frau und den Jungs, die für uns schon immer auch die wichtige Funktion des gemeinsamen Austausches übernahmen, brachte ich häufig kaum ein Wort über die Lippen. Meine Gedanken kreisten permanent um das gleiche Thema. Ich möchte ungern den Begriff Depression verwenden, weil auch dieser seit einiger Zeit zu inflationär gebraucht wird, aber ich würde schon sagen, dass ich während meines Tiefpunktes depressive Ansätze hatte. Es fehlte eine Perspektive und dies lähmte mich vorübergehend – auch im sozialen Bereich.

Exkurs vom Exkurs: Die Mutter, die ihren Sohn »Mäuschen« nennt

A ls ich das letzte Kapitel schrieb, saß ich am Montagmorgen im Zug Richtung Düsseldorf, um meinen Dienst in der Schule anzutreten. Allerdings war ich stark abgelenkt, da ich wieder einmal der Mutter und ihrem Sohn mit der furchtbaren Stimme beiwohnen durfte (musste), die mindestens einmal in der Woche mit mir zusammen in diese Richtung fahren. Zur Erklärung: Der in etwa fünfjährige Junge hat eine Piepse-stimme, dass sich einem die Nackenhaare aufstellen und beglückt damit regelmäßig den gesamten vorderen Teil des Zuges. Um den Jungen in sei-ner Piepsigkeit zu bestärken, nennt die Mutter ihn Mäuschen und kitzelt ihn gelegentlich, auf dass er noch mehr von seiner glucksenden Stimme preisgebe. Insgesamt scheint die Mutter eine Freundin der Diminutiva (für Nicht-Germanisten: Verniedlichungen) zu sein. Auf der vorbeizie-henden Weide stehen nämlich keine Pferde, sondern Pferdchen, der Jun-ge trägt in Corona-Zeiten selbstverständlich das Modell »Mäskchen«.

Jedes Mal, wenn ich die beiden eine Zeit lang ertragen habe, würde ich am liebsten zu der Frau gehen und sie fragen: »Wird Ihr Sohn auch so herzhaft kichern, wenn er in der Grundschule das erste Mal so richtig vermöbelt wird, weil Sie ihn zu einem Mäuschen gemacht haben?«

Aber als Beamter wahre ich selbstverständlich die Contenance. Es ist wirklich unglaublich. Nach fünf Minuten ist dem Söhnchen das Mä-skchen nicht mehr recht und er fordert ein neues. Natürlich greift die

Mutter behände in ihre Tasche, findet eines und legt ihm dieses unverzüglich an.

Warum regt mich das eigentlich so auf? Vielleicht, weil ich täglich mit den Auswirkungen solcher elterlichen Umgangsformen konfrontiert bin. Es kommt mir so vor, als wäre der gesunde Mittelweg inzwischen fast gänzlich zugewuchert und nur noch selten auffindbar. Entweder sehe ich Kinder wie das Mäuschen vor mir, die von ihren Eltern auf einen Thron gehoben und zugleich entmündigt werden, oder solche, die vernachlässigt werden und keinerlei Wertschätzung erfahren. Für eine Gesellschaft sehr gefährlich. Egal, zurück zum Thema.

Den roten Faden
wieder aufnehmen

W ie bereits erwähnt, führe ich bis heute mein Übungs-Tagebuch und dokumentiere in den Spalten »Tagesform«, »Übungen« und »Sonstiges« die Reaktionen meines Rückens. In der ersten Spalte markiere ich die Felder immer weiß, grün oder rot, was Aufschluss darüber gibt, ob es ein durchschnittlicher, guter oder schlechter Tag war, und ergänze zusätzlich die tagesaktuelle Symptomatik (z. B. Kribbeln in der linken Wade). Diese Übersicht ermöglicht mir zumindest einen Erklärungsansatz, welches Verhalten grüne oder rote Tage begünstigt. Relativ schnell fiel mir dabei auf, dass bei Weitem nicht alle Übungen, die mir von Physiotherapeuten empfohlen wurden, positive Auswirkungen auf meinen Rücken hatten. Dies war zugleich eine der Beobachtungen, die mich am meisten umtrieb. Wenn einem von Physiotherapeuten dazu geraten wird, eine Mischung aus Kräftigung und Dehnung zu praktizieren, und auch im Internet fast sämtliche Treffer zu der Suche »Bandscheibenvorfall«, »Bandscheibenvorfall Übungen« oder »Rückenübungen« das gleiche Ergebnis liefern, geht der gemeine Patient (Aegrotus vulgaris) davon aus, dass dies der richtige Weg sein muss. Wenn es dann aber nach den Übungen mehr zieht, als vorher, wird dieser natürlich unsicher. Wenn am Folgetag sogar eine deutliche Schmerzintensivierung zu spüren ist, beginnt dieser zu zweifeln. Auf Nachfrage wurde mir von einer Physiotherapeutin versichert, dass dies durchaus sein könnte und ich trotzdem am Ball bleiben sollte. Im Internet der gleiche Tenor: Eine Erstverschlimmerung (so der Fachausdruck der selbst ernannten Rückenexperten) wäre eine mögliche Reaktion, die am Anfang würde auftreten können.

Schwierig. Denn gleichzeitig wird einem von Ärzten und Physiotherapeuten dazu geraten, auf seinen inneren Arzt zu hören. Nachdem ich mehrfach versucht hatte, diesen telefonisch zu erreichen und lediglich in der Warteschleife landete (und das als Privatpatient), war ich wieder einmal hin- und hergerissen. Sollte ich das Ziehen im Rücken als normale Reaktion meines Rückens auf die Übungen interpretieren? So wie früher schmerzende Gelenke nach dem Fußballspielen? Oder stellte diese Verschlimmerung eine Warnung meines Körpers dar?

Weil ich bis jetzt immer von den »den Übungen« sprach, möchte ich meinen inneren Konflikt nun an einem konkreten Beispiel deutlich machen. Beim Orthopäden wird Aegrotus vulgaris häufig dazu aufgefordert, sich mit durchgestreckten Knien nach vorne zu beugen und dabei mit den Fingerspitzen möglichst nah an den Boden zu kommen. Diese sogenannte stehende Rumpfbeuge gibt dem Arzt Aufschluss über die Beweglichkeit des Patienten und ermöglicht von hinten betrachtet einen guten Überblick über die Lage der einzelnen Wirbelkörper.

Vor meinem Bandscheibenvorfall war diese Übung kein Problem für mich. Ich konnte ohne Weiteres meine Zehenspitzen berühren und nach ein paar Wiederholungen sogar fest umschließen. Als ich 2018 nach meinem Wechsel zu meiner zweiten Physiotherapeutin erneut dazu aufgefordert wurde, diese Übung vorzumachen, war bereits auf Wadenhöhe Schluss und es machte sich ein Ziehen in der Lendenwirbelregion bemerkbar. Daraufhin meinte sie, dass meine Beweglichkeit aufgrund des Vorfalls und der daraus resultierenden Schonung gelitten hätte und ich diese schrittweise wieder herstellen sollte. Klingt plausibel. Exakt diese Übung wird einem übrigens auch häufig im Internet empfohlen, wenn das Ziel Dehnung und Entspannung des unteren Rückens lautet. Und so integrierte ich unter anderem diese Dehnübung in meinen Trainingsplan, den ich bereits nach der ersten Physiotherapieeinheit aufgestellt und immer wieder modifiziert hatte.

Täglich beugte ich mich also ganz langsam nach vorne, nahm Wirbel für Wirbel mit, achtete dabei auf die Atmung und vernahm eine zunehmende Dehnung im unteren Rücken sowie den Beinrückseiten. Auch beim langsamen Aufrichten befolgte ich die Ratschläge meiner Physiotherapeutin, stützte die Arme an den Beinen ab und arbeitete mich dann schrittweise wieder in die aufrechte Position. Jedes Mal zog es danach ordentlich im unteren Rücken und es dauerte einige Minuten, bis die Schmerzintensität nachließ.

Weil ich bei uns für das Kochen verantwortlich bin, kann ich mich an viele Abende erinnern, an denen ich zuvor meine Übungen gemacht hatte und dann mit pulsierendem Rücken in der Küche stand.

Tatsächlich schaffte ich es nach einiger Zeit, meine Zehenspitzen wieder zu erreichen, was ich für mich als Erfolg verbuchte. Die Schmerzen nach der Übung blieben jedoch. Jetzt ist es natürlich spekulativ, im Nachhinein zu behaupten, dass es vielleicht gerade diese Dehnübungen waren, die eine derartige Spannung in meinen vorgeschädigten Strukturen verursachten, dass es dann im Sommer 2019 zum lumbalen Super-GAU kam. Betrachtet man jedoch zwei Wirbelkörper und die dazwischenliegende Bandscheibe genauer, liegt dieser Verdacht auf jeden Fall nahe.

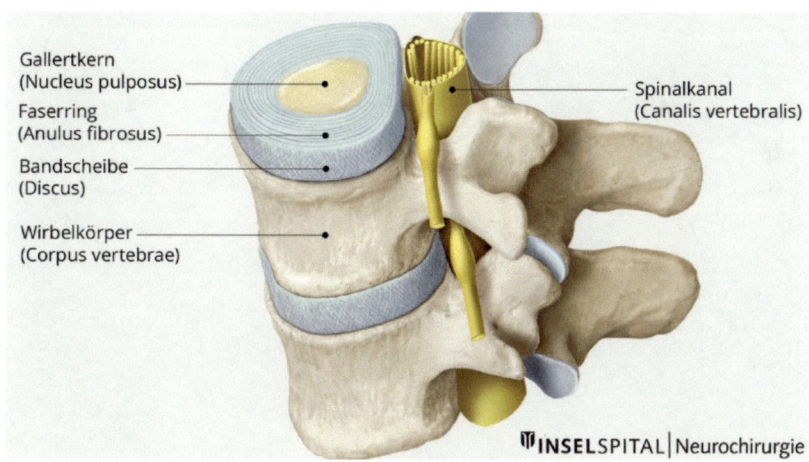

Gallertkern (Nucleus pulposus)
Faserring (Anulus fibrosus)
Bandscheibe (Discus)
Wirbelkörper (Corpus vertebrae)
Spinalkanal (Canalis vertebralis)

INSELSPITAL | Neurochirurgie

Immerhin werden beim Beugevorgang die beiden Wirbelkörper im vorderen Bereich zusammengedrückt, was dazu führt, dass die Bandscheibe nach hinten Richtung Spinalkanal gepresst wird. Vermutlich habe ich meiner Bandscheibe 2019 durch diese Überbelastung den Rest gegeben und den Vorfall somit vergrößert. An dieser Stelle möchte ich ergänzen, dass im Zusammenhang mit den gängigen Dehnübungen auf unterschiedlichsten Internetseiten zu lesen ist, die Bandscheiben sollten durch die Übungen mal so richtig ausgequetscht werden, um sich anschließend mit neuer Flüssigkeit aus dem umliegenden Gewebe zu regenerieren. Im Prinzip bin ich ein großer Verfechter des Ansatzes »Beanspruche die Strukturen, damit sie leistungsfähig bleiben« oder neudeutsch »use it or lose it«. Wenn diese allerdings vorgeschädigt sind, scheint Vorsicht geboten.

Rücken ist nicht gleich Rücken

D ie Ursachen von Rückenschmerzen sind individuell und ihre Entstehungsgeschichte häufig sehr kompliziert. Insofern ist es meiner Meinung nach sehr gefährlich, dass einem sowohl von einigen Physiotherapeuten als auch durch Online-Ratgeber fast immer die gleichen Übungen nahegelegt werden. Den Physiotherapeuten muss ich zugutehalten, dass sie in unserem kranken Gesundheitssystem genau wie Ärzte oftmals gar nicht die Zeit haben, eine gründliche Anamnese durchzuführen, um dann einen individuellen Übungsplan für die Patienten zu erstellen.

Allein die Tatsache, dass unterschiedliche Patienten mit einem Bandscheibenvorfall im Lendenwirbelbereich oftmals die gleichen Übungen gezeigt bekommen, zeigt, wie unspezifisch die übliche Vorgehensweise ist. Schließlich kommt es darauf an, wie groß der Vorfall ist, ob dieser mittig oder seitlich in den Spinalkanal vorgedrungen ist, ob Beeinträchtigungen der umliegenden Strukturen vorliegen, welche sportlichen Voraussetzungen gegeben sind usw. Und dann liegt es natürlich am Patienten selbst. Hat dieser ein ausgeprägtes Körpergefühl, sodass er während oder spätestens nach der Übung feststellen kann, ob diese ihm und seinem Rücken gutgetan hat? Und da muss ich ehrlich zugeben: Das ist verdammt schwierig.

Lange Zeit hatte ich die Warnsignale meines Körpers ignoriert bzw. gar nicht als solche wahrgenommen. Einfach immer durchgezogen. Zack zack. Insofern kann ich dem Bandscheibensalat aus heutiger Sicht zumindest einen positiven Aspekt abgewinnen: Er hat mich dazu gezwungen, solche Signale zu erkennen und meinem Körper mehr Pausen zu ermöglichen.

Insgesamt hat sich mein Körpergefühl im Laufe der letzten fünf Jahre stark verändert. Ich höre inzwischen deutlich öfter in mich hinein und kann besser einschätzen, wie es mir geht. Auch führe ich die Übungen viel bewusster durch. Zuvor ging es mir immer um die Anzahl der Wiederholungen und ich hatte das Bedürfnis, mich zu steigern. Dies ist inzwischen anders und ich nutze die Übungen tatsächlich auch zur Entspannung.

Exkurs: Die Mutter, die ihren Sohn nicht sieht

Nicht, dass an dieser Stelle ein falscher Eindruck entsteht. Dass ich in diesem Exkurs wieder über eine Mutter schreibe, die ich mit ihrem Sohn (diesmal im Bus) beobachtet habe, ist reiner Zufall bzw. der Tatsache geschuldet, dass die Wahrscheinlichkeit, einen Vater in einer solchen Situation zu erleben, statistisch betrachtet einfach deutlich geringer ist, da Männer zwar gut darin sind, Kinder zu zeugen, es aber durchaus einige gibt, die ihre Verantwortung auf eben diesen Zeugungsvorgang reduzieren. Hinzu kommt, dass es auch im 21. Jahrhundert immer noch häufig die Männer sind, die mehr Zeit in ihrem Beruf verbringen.

So, nun zur Sache. Anders als das Mütterchen aus dem Züglein entschied sich diese Mutter dazu, im Bus räumlich getrennt von ihrem schätzungsweise vierjährigen Sohn zu sitzen. Sie zückte unmittelbar ihr Smartphone und war fortan damit beschäftigt, Nachrichten zu beantworten sowie Sprachnachrichten zu versenden, die ich trotz eines Abstandes von ca. drei Metern akustisch sehr gut nachvollziehen konnte. Inhaltlich nicht. Das Traurige an dieser Szene war allerdings nicht der Austausch von Belanglosigkeiten per Sprachnachricht, sondern vielmehr der auf Abstand sitzende Sohn, der zuerst körpersprachlich und dann auch verbal versuchte, auf sich aufmerksam zu machen. »Mama, schau doch mal …« oder »Mama, wann müssen wir eigentlich aussteigen?« waren nur zwei seiner zum Scheitern verurteilten Versuche, weil seine Mutter sich gänzlich im Bann ihres mobilen Endgerätes befand. Früher waren mir solche Szenen relativ egal. Heute, da ich selbst zwei Kinder habe und die Zeit mit ihnen immer sehr genieße, bekomme ich einen Kloß im Hals und lege mir Sätze zurecht, die ich der blinden Mutter mit auf den Weg geben möchte. Ich entschied mich dagegen, etwas zu sagen. Aber der enttäuschte Blick des Sohnes, der immer wieder zu seiner Mutter schaute, um dann erneut festzustellen, dass er diesen Kampf um Aufmerksamkeit nicht gewinnen konnte, stimmte mich schon traurig. An der Endhaltestelle angekommen erhob sich die Mutter von ihrem Platz, steckte ihr Smartphone in die Jackentasche und griff schließlich im Vorbeigehen nach der Hand ihres Sohnes, um ihn mit den Worten »Komm jetzt!« aus dem Bus zu führen.

Ich fahre schon immer mit öffentlichen Verkehrsmitteln. Jetzt, in Zeiten der Pandemie, haben viele meiner Lehrer-Kollegen noch weniger Verständnis dafür, erhöht sich dadurch doch das Ansteckungsrisiko noch einmal signifikant. Für mich persönlich gibt es gerade als Lehrer zwei unschlagbare Argumente, die für die Nutzung von öffentlichen Verkehrsmitteln sprechen. Zum einen ist dies in meinem Fall die klimafreundlichste Variante, zur Arbeit zu gelangen (für das Fahrrad ist der Arbeitsweg zu lang) und zum anderen bekomme ich auf diese Weise täglich einen guten Eindruck von gesellschaftlichen Entwicklungen, was für den Umgang mit den Schülern ein großer Gewinn ist. Ich betreibe täglich Menschenstudien und komme zu dem Schluss, dass mir dies hilft, bestimmte Phänomene bei den Schülern besser einordnen zu können.

Insbesondere bei einigen älteren Kollegen kann ich das Gegenteil beobachten: Dadurch, dass sie täglich mit dem Auto von ihrer Haustüre bis zur Schule fahren und auch ansonsten nicht viele Berührungspunkte mit dem gemeinen Volk haben, sind sie regelmäßig zutiefst erschüttert aufgrund einiger Verhaltensweisen, die sie bei den Kindern und Jugendlichen beobachten können. Manchmal denke ich, dass die Lebenswirklichkeiten dieser Menschen so weit auseinanderliegen, dass ein produktives Miteinander fast schon zum Scheitern verurteilt ist. Andererseits steckt in dieser Konstellation natürlich auch eine Menge Potenzial, könnten doch beide Seiten viel voneinander lernen.

Öfter mal was Neues

D as Jahr 2020 lief rückentechnisch insgesamt ganz gut. Ich ließ die Dehnübungen zum größten Teil weg und konzentrierte mich auf Spaziergänge, Fahrradfahren und einfache Kräftigungsübungen. Allerdings stellte ich in der zweiten Jahreshälfte fest, dass längeres Sitzen zunehmend zur Belastung wurde. Witzigerweise hatte ich scheinbar einen neuen Zustand erreicht, der im Vergleich zu meinen schlimmsten Schmerzepisoden gegenteilige Begleiterscheinungen mit sich brachte. Mittlerweile konnte ich wieder deutlich länger stehen und laufen, ohne Schmerzen zu bekommen. Sitzen hingegen führte schon nach kurzer Zeit zu einer Anspannung im unteren Rücken, die sich ohne Positionswechsel in dumpfe Schmerzen im Lendenwirbelbereich umwandelte.

Deshalb entwickelte ich eine gewisse Rastlosigkeit. So zog es mich zum Beispiel nach ca. 30 Minuten ruhigen Sitzens bei gemeinsamen Mahlzeiten vom Stuhl und ich fing an, den Tisch abzuräumen. Längere Autofahrten oder Konferenzen waren zu diesem Zeitpunkt eine echte Herausforderung. Irgendwann störte mich dieses Nicht-Sitzen-Können sehr, stellte ich doch auch zunehmend fest, wie stark das Sitzen in unterschiedlichsten gesellschaftlichen Kontexten verankert ist. Um nur ein paar Beispiele zu nennen: In der Schule, bei Mahlzeiten, bei Gesprächen, beim Fernsehen etc. Wenn man die Zeit des Sitzens eines Durchschnittsbürgers addiert, kommt wirklich einiges zusammen. Dass das nicht gut für unsere auf Bewegung ausgerichtete Wirbelsäule ist, versteht sich von selbst. In diesem Punkt muss ich mich also der Mehrheit der Rückenexperten anschließen. Folglich sollte es das Ziel eines jeden sein, im Alltag möglichst viele Sitzpausen einzubauen.

Trotzdem gibt es Situationen, in denen Sitzen eine Grundvoraussetzung darstellt. So wollte ich zum Beispiel gerne noch mal in Ruhe einen Film mit meiner Frau ansehen, mit den Jungs im Kinderzimmer spielen, eine längere Autofahrt in den Urlaub in Angriff nehmen usw. Dies wäre in der zweiten Jahreshälfte 2020 nicht möglich gewesen. Aus diesem Grund vereinbarte ich erneut einen Termin beim Orthopäden, der allerdings sehr frustrierend verlief. Ich berichtete zunächst von meiner aktuellen Situation, erklärte, dass es mir insgesamt deutlich besser ginge und ich wieder vermehrt stehen und laufen könne. Dann versuchte ich, deutlich zu machen, dass meine Sitzeinschränkung im Alltag eine Belastung darstellen würde, und fragte, ob er eine Erklärung dafür habe bzw. was ich noch beachten könnte, um diesen Zustand zu verbessern. Der Orthopäde nahm mein Anliegen leider überhaupt nicht ernst. Er verwies darauf, dass ich doch froh sein könnte, dass es mir wieder besser ginge, und ich auf einem guten Weg wäre.

Im Prinzip sah ich das ja genauso, konnte aber zwei Dinge nicht verstehen: Warum konnte ich in der Akutphase eher sitzen als stehen und laufen, obwohl der Druck auf die Bandscheibe in dieser Haltung höher sein musste? Wie der Abbildung im Kapitel »Langeoog« zu entnehmen ist, beträgt der Druck auf die Bandscheiben im Sitzen ungefähr 4,6 bar, nach vorne gebeugt entsprechend mehr. Mittlerweile habe ich eine Erklärung gefunden, die noch einmal verdeutlicht, dass die Ursachen von Rückenschmerzen und auch deren Therapie eine sehr komplizierte Angelegenheit sind. Zwar ist der durchschnittliche Druck auf die Bandscheiben in dieser Haltung höher, wird jedoch – wie in meinem Fall – der Spinalkanal durch den Vorfall massiv bedrängt (Spinalkanalstenose), kann der Nerv in Abhängigkeit von der individuellen Wölbung der Wirbelsäule sogar vorübergehend entlastet werden.

Mit Blick auf meine aktuelle Situation fragte ich mich, warum Bekannte, die ebenfalls Bandscheibenvorfälle erlitten hatten und mit denen ich mich ausgetauscht hatte, deutlich schneller beschwerdefrei waren? Selbst Patienten mit Taubheitsgefühlen hatten nach überstandener Akutphase teilweise weniger Probleme. War es also vielleicht gar nicht die Bandscheibe, die meine jetzigen Beschwerden verursachte? Oder hatte ich einfach eine Meise?

Auf meine Spekulationen folgte die Aussage des Orthopäden, die ich bereits erwähnte: »Gehen Sie nicht so akademisch an die Sache heran!«

Also hatte ich drei Optionen: Ich konnte akzeptieren, dass es so ist, wie es ist, und mich damit arrangieren. Oder ich konnte zu dem Schluss kommen, dass ich eine Meise habe, die es sich nach der Diagnose 2017 von Jahr zu Jahr gemütlicher in meinem Oberstübchen gemacht hat. Meisen sind ja sehr liebenswerte Tiere. Oder ich konnte mir weiter den Kopf zerbrechen und versuchen, das Rezept meines Bandscheibensalates zu verstehen. Aufmerksame Leser wissen, für welche der drei Optionen ich mich entschieden habe. Da der Orthopäde mir nicht weiterhelfen konnte oder wollte, versuchte ich erst einmal weiterzumachen wie bisher, weil ich damit im Alltag ganz gut zurechtkam. Die Sitz-Problematik blieb jedoch bestehen und ließ mir keine Ruhe.

Der Wendepunkt

Anfang 2021 hatte ich auch zunehmend das Gefühl, dass die chiropraktischen Justierungen, die mir lange Zeit gutgetan hatten, keinen oder teilweise einen gegenteiligen Effekt mit sich brachten. Daher entschied ich mich dazu, keine Justierungen mehr vornehmen zu lassen. Ich hatte zwar Angst davor, dass es jetzt eventuell wieder schlimmer werden könnte, gelangte aber zunehmend zu der Einsicht, dass weniger mehr ist und ich meinem Rücken vielleicht auch einfach mal Ruhe gönnen sollte. Und tatsächlich vermisse ich die Justierungen bis zum jetzigen Zeitpunkt nicht und habe auch nicht das Gefühl, dass ich diese zwingend benötige, um mit aufrechtem Rücken durch das Leben zu gehen. Trotzdem möchte ich an dieser Stelle noch einmal betonen, dass mir der ganzheitliche Ansatz der Chiropraktik, bei dem sich Zeit für die Geschichte des Patienten genommen wird, sehr gut gefallen hat. Außerdem haben die Justierungen in meinen schlimmsten Schmerzphasen wirklich dazu beigetragen, dass der Druck auf den Nerv reduziert werden konnte und ich beschwerdefreier leben konnte. Insofern stellt die Chiropraktik eine interessante Alternative für Rückenpatienten dar, denen auf konventionellem Wege nicht geholfen werden kann. Voraussetzung dafür ist allerdings, dass diese von Menschen ausgeübt wird, die eine entsprechende Ausbildung vorweisen können und ihr Handwerk verstehen.

Anfang 2021 vereinbarte ich noch mal einen Termin mit meinem Hausarzt, dessen menschliche Art und fachliche Meinung ich sehr schätze, und berichtete ihm in einem für einen Arztbesuch langen Gespräch von meiner aktuellen Situation. Ich schilderte meine momentane Herangehensweise, die immer noch existierende Sitz-Problematik und fragte noch einmal detailliert nach zu empfehlenden Übungen und solchen, die ich eher weglassen sollte. Mit einem kleinen Modell der Lendenwirbelsäule in der Hand erklärte er mir, dass z. B. die bereits angesprochene Rumpfbeuge aber auch andere Übungen, die Spannung in diesem Bereich erzeugen, sehr ungünstig für mich wären, weil sie starken Druck auf die Bandscheibe ausüben würden.

Auch Rotationsübungen sollte ich weglassen, weil dies in meinem Fall (seitlicher Austritt des Bandscheibenmaterials) ebenfalls den Nerv reizte. Aufgrund der Vielzahl an Übungen, die ich mittlerweile durch die Physiotherapie-Einheiten, meinen Chiropraktiker und das Internet in meinem Repertoire hatte, schickte ich ihm eine entsprechende Übersicht und bat ihn, sich die Übungen einmal anzuschauen. Vielleicht würde er weitere Übungen benennen können, mit denen ich meiner Bandscheibe eher geschadet als geholfen hatte.

Tatsächlich ist er ein so engagierter Arzt, dass er mir zu jeder einzelnen Übung eine Rückmeldung im Sinne von »effektive Übung, die du ohne Bedenken durchführen kannst«, »diese Übung ist mit Vorsicht zu genießen – langsam ausprobieren und auf die Reaktion deines Körpers hören« und »definitiv weglassen, da zu große Belastung für den bereits vorgeschädigten Bereich« gab. Diese Rückmeldung half mir enorm, weil ich im Laufe der Zeit aufgrund der vielen unterschiedlichen Aussagen – ja man kann sagen: Philosophien – ziemlich verunsichert war. Ich saugte seine Erläuterungen auf, fand sie absolut logisch und nachvollziehbar und erstellte mir einen neuen Übungsplan.

Darüber hinaus vereinbarten wir eine weitere Überweisung für ein MRT, denn ich wollte nun endgültig die Gewissheit haben, ob meine Sitz-Problematik überhaupt durch den Bandscheibenvorfall verursacht wird oder meine Schlussfolgerung zutreffend ist, dass dies nicht sein kann. Sicherlich kann man darüber streiten, ob dies notwendig war, aber nach mittlerweile vier Jahren hatte ich die Hoffnung, dass dieses MRT meine Odyssee beenden könnte.

Also wie gehabt: Überweisung, schnelle Terminvereinbarung aufgrund der Tatsache, dass der Radiologe gut an mir verdient, ab in die Röhre, ratter, ratter, ratter und zwei Tage später das erlösende Bild und der Befund, der bestätigte, dass ich doch nicht gänzlich auf den Kopf gefallen bin:

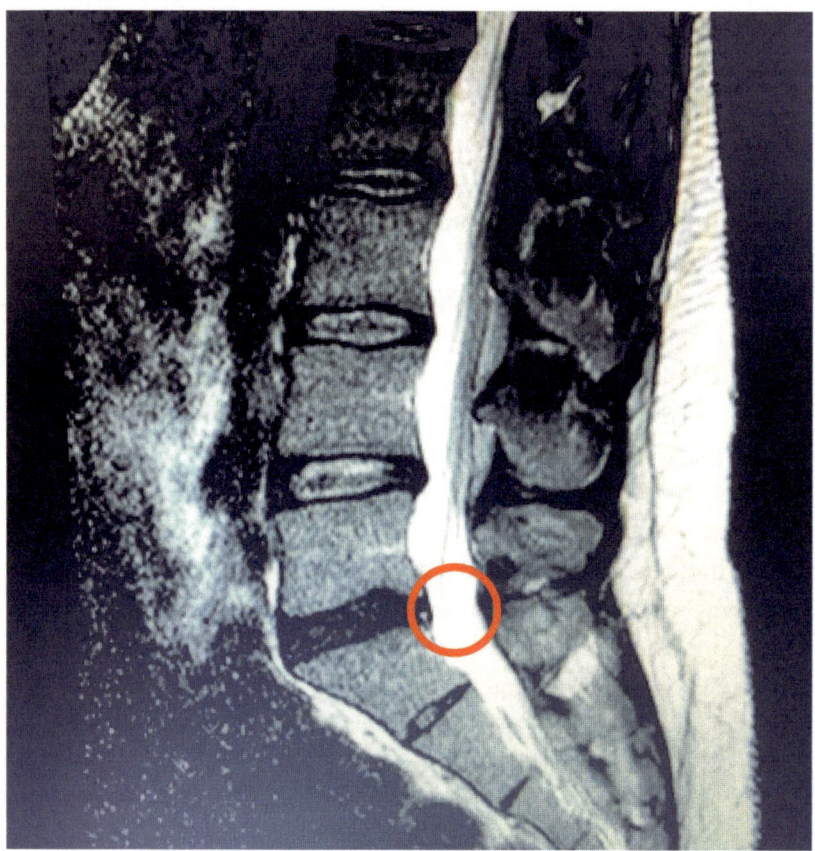

Im Vergleich zur Voruntersuchung vom 18. Juni 2019 zeigt sich eine deutliche Rückbildung der Bandscheibenherniierung lumbosakral. Der vorbefundliche Anteil links lateromedial hat sich komplett zurückgebildet. Verblieben ist eine rechts präforaminäre Protrusion. Rückbildung auch der Reizergüsse in beiden Facettengelenken LWK 5/S1. Verbliebene leichte Reizung der Facetten LWK 4/5.

Wow! Der Vorfall hatte sich verkrümelt bzw. wurde von meinen Fresszellen resorbiert. Ich kann gar nicht sagen, wie sehr mich dieses Bild erleichterte. So ein Bandscheibenvorfall ist also wirklich eine dynamische Geschichte: Er kündigt sich an, tritt in Erscheinung und kann vom Körper beseitigt werden. Interessant ist nach wie vor die Frage, warum mein Vorfall von 2017 nicht beseitigt werden konnte? Vielleicht, weil dieser noch subligamentär war und das hintere Längsband erst nach der Vergrößerung des Vorfalles 2019 riss? Wahrscheinlich kam die Entzündungsreaktion meines Körpers erst dann so richtig in Schwung, als der Spinalkanal noch stärker bedrängt wurde.

Noch spannender ist die Frage, warum ich trotz offensichtlich nicht mehr vorhandenem Vorfall immer noch Beschwerden hatte, vor allem kaum sitzen konnte? Erstens darf man den Vorfall natürlich nicht isoliert betrachten, er ist gewissermaßen die Spitze des Eisbergs und bringt eine Reihe von weiteren Verschleißerscheinungen mit sich (siehe die aufgezählten Befunde im Buch). Insofern muss das gesamte Bewegungssegment in den Blick genommen werden. Zweitens besteht die größte Herausforderung darin, den richtigen Weg für sich persönlich zu finden.

Exkurs: Barber Shops – definitiv nicht der richtige Weg

Wenn ich wie heute im Bus sitze und gedankenverloren die Veränderungen in meiner Heimatstadt im Vergleich zu meiner Kindheit zur Kenntnis nehme, werde ich häufig traurig. Ich vermisse das alte Stadtbild, den gut sortierten Einzelhandel sowie die Möglichkeit, sich beraten zu lassen oder ein Schwätzchen zu halten. Überwiegend ist das Geschichte. Neben zahlreichen Billigläden, Smartphone-Reparaturwerkstätten und Sportwetten-Cafés sind mir vor allem die sich seit einigen Jahren exponenziell vermehrenden Barber Shops ein Dorn im Auge. Wenn schon die drei erstgenannten ein trauriges Spiegelbild unserer Gesellschaft darstellen, sind die Barber Shops für mich das i-Tüpfelchen. Allein schon die Aufmachung.

Meist findet sich auf der Glasscheibe das Gesicht eines grimmig schauenden und exzellent rasierten, dunkelhaarigen Mannes. Dann darf natürlich der blau-weiß-rote Barbierstab nicht fehlen, gerne ergänzt durch eine blinkende LED-Anzeige »open«, damit auch wirklich jeder erkennt, dass der Laden geöffnet hat. Leider nicht für jeden, denn das äußere Erscheinungsbild dieser Shops sowie die sich dort aufhaltenden Gestalten grenzen die Zielgruppe in gewisser Weise doch etwas ein. Warum störe ich mich eigentlich so an diesen Barber Shops?

Neben der Tatsache, dass ich mit dieser ganzen Bling-Bling-Glitzer-Oberflächlichkeit überhaupt nichts anfangen kann und Geschäfte, in denen »open« oder »hot coffee« aufleuchtet, aus Prinzip nicht betrete, sehe ich hinter diesem Barber Shop-Trend eine grundsätzlich beunruhigende Entwicklung. Die Zahl derer, die sich mit fundamentalen Werten unserer Gesellschaft nicht identifizieren kann und z. B. eine Gleichbehandlung von Mann und Frau auch nicht als notwendige Grundvoraussetzung erachtet, nimmt in Teilen der Gesellschaft zu. Diese Beobachtung lässt sich leider durch meine schulischen Erfahrungen bestätigen. Wenn ich in Klassen danach frage, wie sich die Schüler ihre Zukunft vorstellen und welche Rolle dabei ihr Geschlecht spielt, sind die Antworten teilweise erschreckend. Offensichtlich wachsen wieder mehr Mädchen in unserer Gesellschaft in einem familiären Umfeld auf, das für sie keine freie berufliche Entfaltung vorsieht. Auf der anderen Seite gibt es wieder mehr Jungen, die von ihrer späteren Partnerin erwarten, dass sie zu Hause bleibt und den Haushalt schmeißt.

In der Zukunft treffen sich dann diese ganzen Ehrenmänner in einem der vielen Barber Shops und tauschen sich darüber aus, ob zu Hause auch alles nach ihrer Vorstellung läuft. Wehe, wenn nicht … Der Gerechtigkeit halber möchte ich ergänzen, dass es unter den unzähligen Barber Shops mit Sicherheit auch solche gibt, auf die das eben Geschilderte nicht zutrifft. Vielleicht sollte ich meiner Frau einfach mal vorschlagen, dass wir unseren nächsten Friseurtermin in einem dieser Shops vereinbaren – das fände ich spannend. Als Biologe habe ich zumindest die Hoffnung, dass es mit den Barber Shops so ist, wie mit Populationen, die ihr Maximum erreicht haben, und sich das Ganze irgendwann von selbst reguliert. Wahrscheinlich sollte ich mir weniger Gedanken machen – wäre auch besser für den Rücken.

Mein persönlicher Weg

In diesem Kapitel möchte ich nun ausführlich beschreiben, welche der von mir ergriffenen Maßnahmen mir tatsächlich geholfen haben. Diese Übersicht stellt meinen persönlichen Weg dar und erhebt nicht den Anspruch, eine generelle Handlungsanweisung für Bandscheibenpatienten zu sein. Vielmehr soll sie eine Orientierung bieten, was Menschen, deren Situation eine ähnliche ist, beachten können, um diese zu verbessern.

Nach mittlerweile fünf Jahren Erfahrung kann ich Folgendes mit Sicherheit sagen: Zunächst einmal ist ein schwerer Bandscheibenvorfall eine Geduldsprobe. Für Patienten wie mich, die es zuvor gewohnt waren, dass der Körper funktioniert und nach kleineren Blessuren oder Erkrankungen immer relativ schnell wieder leistungsfähig waren, ist dies die erste Herausforderung. Auch wenn das vor allem in der Akutphase wenig Trost spendet: Sofern keine schwerwiegenden Komplikationen auftreten, wird sich die Situation jedes Patienten mit der Zeit schrittweise verbessern, da sich die Bandscheibe zum Teil wieder in ihre Ausgangsposition zurückbegeben (Protrusion) und hervorgetretenes Bandscheibenmaterial vom Körper resorbiert werden kann (Prolaps).

Was hilft also definitiv?

• Haben Sie Geduld!

So simpel diese Aussage ist, so fundamental ist ihre Bedeutung nach der Diagnose Bandscheibenvorfall. Als Patient habe ich (unbewusst) lange darauf hingearbeitet, dass es überhaupt so weit kommen konnte. Hätte ich die Signale meines Körpers schon früher richtig eingeschätzt, wäre mir vielleicht so manche Erfahrung erspart geblieben. Insofern ist es nur logisch, dass der Körper viel Zeit benötigt, um sich zu regenerieren. Wochen, Monate oder wie in meinem Fall sogar Jahre sind keine Seltenheit. Das »Geduldigsein« bezieht sich allerdings nicht nur auf den Zeitraum der Genesung, sondern muss zumindest in meinem Fall auch auf den Alltag insgesamt und die Übungen übertragen werden. Es muss nicht immer alles sofort erledigt werden, Pausen müssen sein. Und auch für die Übungen (welcher Art auch immer) braucht es Geduld. Das Ziel der Übungen besteht nicht darin, in kurzer Zeit möglichst viele Wiederholungen zu schaffen und sich von Durchgang zu Durchgang zu steigern, sondern vielmehr darin, die Übungen regelmäßig in den Alltag zu integrieren und bewusst durchzuführen. Auch ist es wichtig, während und nach den Übungen in sich hineinzuhören, um festzustellen, ob die Übungen förderlich oder eher kontraproduktiv waren. Dieses Körperbewusstsein bedarf des Trainings, ist aber unabhängig vom Bandscheibenvorfall eine gesundheitsfördernde Eigenschaft.

• Bewegen Sie sich angemessen!

Gerade in der Akutphase ist es wirklich herausfordernd, in Bewegung zu kommen. Dennoch gibt es mittlerweile aus wissenschaftlicher Sicht keinen Zweifel mehr daran, dass moderate Bewegung auch in den schlimmsten Phasen ein wichtiger Bestandteil der Genesung ist. Fangen Sie mit kleinen Spaziergängen in der Wohnung an und versuchen Sie dann, ihren Radius zu erweitern. Mit Spaziergängen (ggf. Nordic Walking) können Sie nichts falsch machen. Sollte der Nerv durch die Bewegung stark gereizt werden, übertreiben Sie es nicht und bauen immer wieder Pausen ein. Für wasseraffine Menschen oder solche, die es noch werden wollen, bietet sich auch leichte Bewegung im Wasser an, weil der Auftrieb im Wasser die Wirbelsäule entlastet.

• Kräftigen Sie Ihren Rumpf!

Wenn das Schmerzlevel wieder erträglich ist, sollten Sie langsam mit Kräftigungsübungen für den Rumpf beginnen. Das Ziel hierbei ist, die Wirbelsäule durch eine stärkere Muskulatur zu entlasten und insgesamt mehr Stabilität zu gewinnen. Die Übungen, die für Ihren individuellen Fall hilfreich sind, müssen Sie letztlich selbst herausfinden. Daher empfehle ich das Anlegen eines Übungs-Tagebuchs, in dem Sie die Reaktion Ihres Körpers dokumentieren. Im Folgenden liste ich sechs Übungen auf, die ich momentan mindestens jeden zweiten Tag durchführe und die mir zuletzt sehr geholfen haben. In Abhängigkeit von der Tagesform spricht aber auch nichts gegen eine Variation. Bei korrekter Ausführung können Sie mit diesen Übungen nichts falsch machen bzw. müssen nicht die Angst haben, die Strukturen stärker zu schädigen. Vor dem Durchführen der Übungen empfiehlt sich ein kurzes Aufwärmprogramm wie auf der Stelle zu traben, zu laufen oder auf dem Heimtrainer zu fahren. Ich persönlich bevorzuge den Heimtrainer, auf dem ich fünf bis zehn Minuten kräftig in die Pedale trete, um warm zu werden. Von dort wechsle ich direkt auf die Isomatte.

1 · Unterarmstütz (Plank)

Der Unterarmstütz ist meine absolute Lieblingsübung. Hierbei werden fast alle entscheidenden Muskelpartien trainiert. Es handelt sich um eine statische Übung, bei der es darum geht, die Zeit des Haltens nach und nach zu erweitern. Für den Anfang empfiehlt es sich, vor dem Spiegel zu üben und erst einmal auf die richtige Körperhaltung zu achten. Für die Kontrolle der Zeit nutze ich die Stoppuhr-Funktion meines Smartphones, welches ich auf Kopfhöhe in der Mitte der Isomatte platziere. Starten Sie z. B. mit kleinen Intervallen und steigern Sie sich dann in moderaten Schritten. Wenn es am Anfang nur dreimal 15 Sekunden sind, ist das absolut in Ordnung. Nachdem ich am Anfang versucht habe, möglichst lange am Stück durchzuhalten, führe ich mittlerweile eine Einheit à 60 Sekunden durch, um noch genügend Kraft für die weiteren Übungen aufzusparen. Ideal ist es, wenn Sie die Pausenzeit nach dem Absetzen nutzen, um tief (bis in den unteren Rücken) einzuatmen oder währenddessen eine leichte durchblutungsfördernde Übung integrieren wie bspw. das abwechselnde Herausschieben der Beine in Bauchlage. So spüren Sie die Auswirkungen des Unterarmstützes auf Ihren Rücken. Sollten Schmerzen auftreten, ist es eventuell noch zu früh, um mit derartigen Übungen zu beginnen.

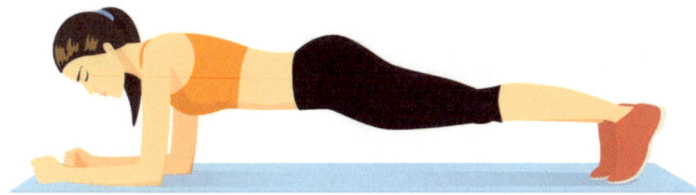

2 · Seitlicher Unterarmstütz (Sideplank)

Nach dem Unterarmstütz gehe ich zum seitlichen Unterarmstütz über. Diese Übung kostete mich am Anfang sehr viel Kraft und zeigte mir zugleich eine der Ursachen für meine Rückenbeschwerden auf. Schon nach wenigen Sekunden begann meine Muskulatur zu zittern und 30 Sekunden durchzuhalten, war wirklich eine Herausforderung. Meine seitliche Rumpfmuskulatur war offensichtlich deutlich schwächer ausgeprägt als die gerade Bauchmuskulatur und der Rückenstrecker. Momentan führe ich ebenfalls eine Einheit à 60 Sekunden pro Seite durch.

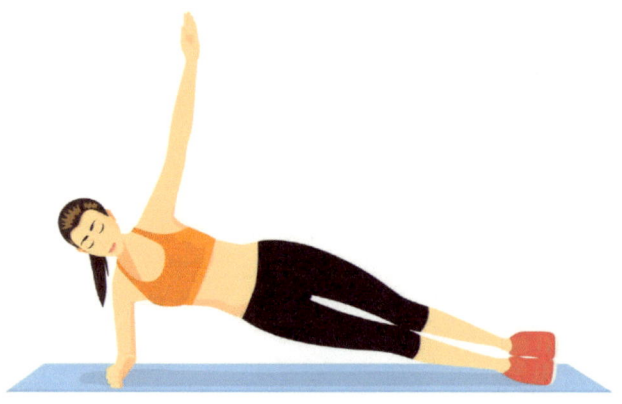

3 · Brücke / Vierfüßlerstand

Der Belastungsschwerpunkt bei den beiden Plank-Varianten liegt auf der Bauchmuskulatur. Um die hintere Rückenmuskulatur gezielt zu kräftigen, führe ich als Nächstes die Brücke oder den Vierfüßlerstand durch. Wie bei den ersten beiden Übungen gibt es auch hier verschiedene Varianten. Bei der Brücke bevorzuge ich dreimal 20 Wiederholungen, die so aussehen, dass ich den Körper in eine Linie bringe und dann das angespannte Gesäß langsam herunterlasse, ohne dabei den Boden zu berühren, um es dann wieder nach oben zu bewegen. Beim Vierfüßlerstand bringe ich den Körper in eine gerade Linie, spanne die Muskulatur an und strecke dann jeweils einen Arm und ein Bein diagonal versetzt aus. Diese Haltung nehme ich für 5 Sekunden ein und führe dann Arm und Bein unter der Brust zusammen. Nach 10 Wiederholungen folgt die andere Seite.

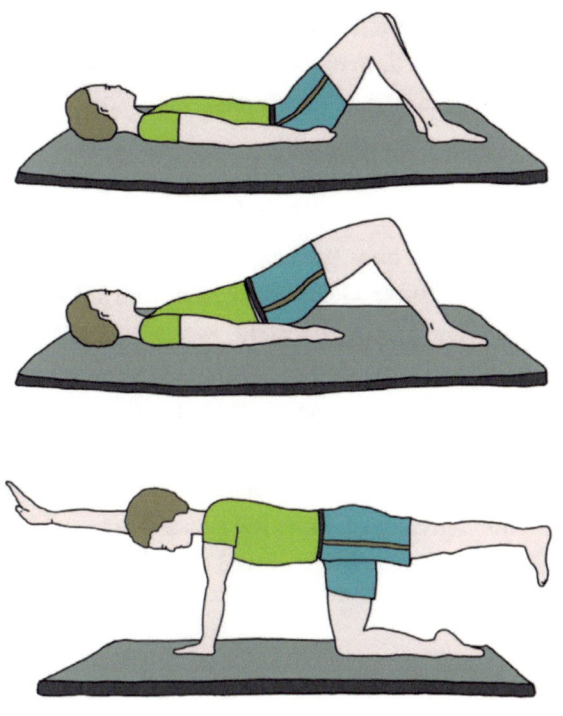

Bildquelle: www.orthopaedie-zentrum.at

4 · Liegestütze an der Wand

Schon als Jugendlicher hatte ich angefangen, regelmäßig Liegestütze zu machen (damals vor allem aus optischen Gründen), und diese seitdem immer mal wieder mehr oder weniger in meinen Alltag integriert. Heute weiß ich, dass ich dabei zu sehr auf Stückzahl und zu wenig auf die richtige Körperhaltung geachtet habe. Nach meinem Bandscheibenvorfall hatte ich vereinzelt versucht, diese Übung in meinen Trainingsplan aufzunehmen, es stellte sich aber heraus, dass mein Rücken im Anschluss nicht besonders erfreut war. Um meine Körperhaltung besser kontrollieren zu können, begann ich, die Liegestütze an der Wand durchzuführen, und habe seitdem keine Nachwehen mehr. In der Regel führe ich dreimal 40 Wiederholungen durch, je nach Beanspruchung der Muskeln in einer Trainingseinheit oder über den Tag verteilt.

5 · Der Hacker

In einer Dokumentation über Rückenschmerzen und Lösungsansätze im Alltag lernte ich die Übung »Hacker« kennen und führe sie seitdem regelmäßig durch. Diese Übung ist nicht wirklich anstrengend, aber fast überall umzusetzen und sehr effektiv. Durch sie werden insbesondere die tief sitzenden Muskelpartien unmittelbar an der Wirbelsäule trainiert, die in unserem Alltag oft vernachlässigt werden, jedoch eine immens wichtige Funktion bei der Stabilisierung dieser haben. Die Übung kann im Stehen oder im Sitzen durchgeführt werden. Ich persönlich favorisiere das Sitzen, da ich den Eindruck habe, dass ich die Hack-Bewegung dann sauberer ausführe.

6 · Lockerungsübungen

Im Anschluss an die fünf beschriebenen Übungen führe ich noch einige Lockerungsübungen durch. Dazu gehören beispielsweise »Arme kreisen« oder »Schultern hochziehen und fallen lassen«. Bei den Lockerungsübungen für den unteren Rücken (z. B. Becken kreisen) bin ich zuletzt etwas vorsichtiger geworden, weil diese teilweise wieder zu einem Ziehen in der LWS-Gegend geführt haben. Ich werde solche Übungen aber immer mal wieder einbauen und beobachten, wie die Reaktion ausfällt.

Anleitungen zur korrekten Durchführung der Übungen finden sich im Internet zu Hauf. Wenn Sie im Laufe Ihrer Sozialisation die Fähigkeit erlangt haben, seriöse von unseriösen Quellen zu unterscheiden, werden Sie mit Sicherheit fündig. Sollten Sie momentan in physiotherapeutischer Behandlung sein, die nicht nach Schema F verfährt, wäre es ideal, wenn

Sie die Übungen mit Ihrem Physiotherapeuten Schritt für Schritt durchgehen. Natürlich gibt es auch eine Reihe anderer Übungen, die ebenfalls rückenschonend sind und die stabilisierenden Muskelpartien trainieren. Probieren Sie behutsam aus, was Ihnen guttut. Sie werden schnell erste Erfolge erzielen! Unterschätzen Sie auch nicht das gute Gefühl, das sich einstellt, nachdem Sie die Übungen gewissenhaft durchgeführt haben. Ich persönlich kann inzwischen kaum noch auf dieses Gefühl verzichten. Wichtig ist, dass Sie die Übungen konzentriert durchführen und dabei auch mental zur Ruhe kommen. Ich habe schon häufiger festgestellt, dass die Übungen weniger wohltuend sind, wenn ich unkonzentriert bin oder ich mich in einer unruhigen Umgebung befinde. Dann können sie bei unsachgemäßer Durchführung im schlimmsten Fall sogar kontraproduktiv sein. Gerade nach den ersten Trainingseinheiten kann ich eine anschließende Behandlung des Rückens mit Arnika-Öl empfehlen. Dieses regt die Durchblutung in den beanspruchten Muskeln an und sorgt für Entspannung.

• Vermeiden Sie schädliche Bewegungsabläufe!

In einer weiteren interessanten Dokumentation nahm ich verwundert zur Kenntnis, dass Bandscheibenpatienten in einer besonderen Reha-Klinik relativ schnell nach der Akutphase wieder alle möglichen Alltagsbewegungen durchführen sollten, auch solche, die landläufig als schädlich angesehen werden (z. B. der Klassiker mit dem Wasserkasten). Natürlich muss die Wirbelsäule schrittweise wieder belastet werden, trotzdem ist Vorsicht geboten. Aus einer Bandscheibenvorwölbung kann schnell ein richtiger Vorfall werden und ein Vorfall kann sich wie in meinem Fall auch vergrößern. Ich rate also dringend dazu, schädliche Bewegungsabläufe weitestgehend zu vermeiden. Nicht umsonst erhalten Bandscheibenpatienten, die es im Frühling überkommt und die dann stundenlang in gebückter Haltung im Garten arbeiten, am nächsten Tag die Quittung dafür. Es handelt sich nun einmal um eine vorgeschädigte Struktur, die nicht so belastet werden kann, wie eine gesunde. Betroffene müssen also den Spagat meistern zwischen »Vorsicht walten lassen« und »nicht in Watte packen«.

• Reduzieren Sie Ihr Stresslevel!

Die Zusammenhänge zwischen Stress und dem allgemeinen Gesundheitszustand sind gemeinhin bekannt. Dabei ist Stress als solches nichts Negatives. Wie so oft im Leben kommt es auch hier auf die Dosis an. Biologisch betrachtet sind stressige Situationen im Alltag, bei denen das Nervensystem auf Hochtouren läuft, durchaus notwendig und sinnvoll. Das Entscheidende dabei ist jedoch, dass sich eine angemessene Ruhephase anschließt, bei der das System wieder herunterfährt und sich regeneriert.

Und genau dort lässt sich eine Ursache vieler gesundheitlicher Beschwerden im Allgemeinen, aber eben auch von Rückenschmerzen finden. In unserer modernen Gesellschaft sind wir zu häufig einem dauerhaft hohen Stresslevel ausgesetzt und die Regenerationsphasen sind entweder zu kurz oder werden durch unterschiedliche, latente Stressoren beeinflusst. Hat ein Berufstätiger beispielsweise gerade Pause, unterliegt aber dem zwingenden Bedürfnis, auf sein Smartphone zu schauen, um zu überprüfen, ob eventuell irgendwelche »wichtigen« Informationen eingegangen sind, stellt diese Pause keine wirkliche Ruhephase dar. Habe ich gerade große Pause, sitze im Lehrerzimmer und werde beim ersten Bissen in mein Käsebrot von einer Kollegin darauf angesprochen, dass Schüler XY aus meiner Klasse sich in ihrem Unterricht völlig daneben benommen hat, beeinflusst dies das Herunterfahren meines Stresslevels ebenfalls negativ. In meinem Beruf (wie auch in vielen anderen) stellt die Entgrenzung der Arbeitszeit insgesamt ein hohes Gesundheitsrisiko dar.

Vor meinem Bandscheibenvorfall hatte ich es versäumt, feste Regenerationsphasen einzuplanen und diese auch in die Tat umzusetzen, da ja immer noch irgendetwas zu erledigen war. Hier noch eine Mail und da noch ein kurzes Telefonat, dann noch schöne Zeit mit den eigenen Kindern verbracht und schon war Abend. Das habe ich mittlerweile grundlegend geändert. Mindestens jeden zweiten Tag komme ich nach Hause, lasse Schule Schule sein und mache erst einmal eine richtige Pause. Erst Heimtrainer, dann Übungen mit bewusster und ruhiger Atmung und danach neu sortiert in den Nachmittag starten. Gerade als Lehrer ist dieses Vorgehen notwendig, weil man vom Betreten bis zum Verlassen des Schulgebäudes mehr oder weniger permanent unter Anspannung steht. Auch meinen abendlichen Spaziergang bei Wind und Wetter kann ich als Alternative zur Couch sehr empfehlen, denn davon profitieren Körper und Geist. Ersterer aufgrund der Bewegung, Letzterer wegen der Möglichkeit, die Ereignisse des Tages sowie anstehende Entscheidungen noch einmal in Ruhe zu überdenken.

Interessant finde ich übrigens, wie viele Redewendungen es im Zusammenhang mit unserem Nervensystem gibt. Zunächst einmal wäre da die Metapher: »Du gehst mir auf die Nerven.« Ein Bandscheibenvorfall macht dies im wörtlichen Sinn. Aber auch »Nervensäge« ist ein gelungenes sprachliches Bild. Und weil man sein Nervenkostüm nicht einfach ablegen kann, ist dieses es wert, geschont zu werden.

Konkret auf den Bandscheibenvorfall bezogen möchte ich noch ergänzen, dass Stress alleine zwar keinen Bandscheibenvorfall auslöst, ihn aber mit Sicherheit begünstigen kann. Rückschläge erlitt ich in der Regel in solchen Phasen, in denen ich meine Regenerationsphasen vernachlässigte. Mitverantwortlich dafür ist das Stresshormon Cortisol, das in zu hoher Konzentration den Stoffwechsel durcheinanderbringt und die Bandscheiben zusätzlich schädigen kann. Leider können wir nicht jeden Tag bei Sonnenuntergang tiefenentspannt auf einer Strandpromenade flanieren, deshalb besteht die große Schwierigkeit darin, in unserem Alltag möglichst viele Auszeiten einzubauen, die unser Stresslevel senken und uns neue Kraft geben.

• Gönnen Sie sich eine gute Matratze!

Hier wird es kompliziert. In einem bürokratisierten Land wie Deutschland gibt es – man stelle sich dies einmal vor – keine einheitliche Norm für Härtegrade von Matratzen. Das bedeutet, es kann sein, dass der Härtegrad 2 von Hersteller A härter ist als der Härtegrad 3 von Hersteller B. Es handelt sich lediglich um einen Orientierungsrahmen für die Kunden. Hinzu kommt, dass beispielsweise eine Federkernmatratze ein ganz anderes Liegegefühl mit sich bringt als eine Kaltschaummatratze. Der Kauf einer Matratze will gut überlegt sein. Nehmen Sie sich also ausreichend Zeit beim Matratzenkauf.

Grundsätzlich hört man im Zusammenhang mit Problemen mit der Bandscheibe im Lendenwirbelbereich, dass die Matratze nicht zu weich und nicht zu hart sein soll, was zwar stimmt, aber erstens eine sehr vage Formulierung ist und zweitens davon abhängig ist, welche bevorzugte Schlafposition Sie einnehmen. Ich z. B. bin Rückenschläfer, verbringe den Großteil der Nacht kerzengerade auf dem Rücken oder drehe mich auf die Seite. Vor dem Bandscheibenvorfall hatten meine Frau und ich uns beide die gleichen Matratzen gekauft (Härtegrad 3), da wir beide feste Matratzen deutlich angenehmer fanden. Für meine Frau als überwiegende Bauchschläferin ist diese auch heute noch ideal, ich hingegen habe in und nach den Akutphasen festgestellt, dass diese Matratze nicht mehr zu meiner Wirbelsäule passt. Zuletzt konnte ich oftmals schon in den frühen Morgenstunden nicht mehr im Bett liegen bleiben, weil sich im unteren Rücken eine starke Anspannung aufgebaut hatte, die mich aus dem Bett zog. Aus diesem Grund ließ ich mich in einem Matratzen-Fachgeschäft ausführlich beraten, vereinbarte einen Termin und war insgesamt fast zwei Stunden vor Ort. Währenddessen lag ich auf den unterschiedlichsten Matratzen Probe und stellte fest, dass der Härtegrad wirklich zu vernachlässigen ist. Die kompetente Verkäuferin gab mir zwei sehr nützliche Tipps mit auf den Weg, die sich absolut bewahrheiteten: Erstens wird es nach dem Kauf einer neuen Matratze nicht so sein, dass schon nach der ersten Nacht gravierende Veränderungen spürbar sind. Dies kann mehrere Wochen dauern, weil der Rücken sich erst an die neue Lage gewöhnen muss. Zweitens ist das entscheidende Kriterium für vorgeschädigte Menschen wie mich (Sie wissen schon: Die Meise), dass die Wirbelsäule im Lendenwirbelbereich nicht zu stark und auch nicht zu wenig einsinkt, sodass sie im Schlaf ihre natürliche Form beibehalten und sich somit bestmöglich regenerieren kann. Seitlich liegend sollte sie eine Gerade bilden. Auf meiner alten Matratze konnte ich also schlicht und ergreifend zu wenig einsinken und provozierte so Spannung, die sich nach und nach aufbaute. Im Endeffekt liege ich jetzt auf einer hochwertigen Kaltschaummatratze mit Härtegrad 2, die dem mittleren Preissegment entspricht und für mich ideal ist. Seitdem stehe ich morgens deutlich entspannter auf und habe auch nur noch selten morgendliche Symptome wie Unbeweglichkeit oder Ziehen.

• Reduzieren Sie Ihre Sitzzeit auf ein Minimum!

Sitzen Sie so wenig wie möglich. Je nachdem, welchen Beruf Sie ausüben, können Sie mit Sicherheit die ein oder andere Tätigkeit im Stehen ausführen. Ich habe in der Schule ein Stehpult, das ich sehr schätze. Den überwiegenden Teil meiner Arbeitszeit verbringe ich tatsächlich im Stehen, laufe herum und setze mich nur gelegentlich hin. Auch zu Hause sitze ich deutlich weniger als vor dem Bandscheibenvorfall und wenn ich morgens mit öffentlichen Verkehrsmitteln zur Schule fahre, versuche ich ebenfalls, möglichst lange zu stehen.

• Verwenden Sie einen Sitzkeil!

Als mein Hausarzt mir das erste Mal seinen Sitzkeil zeigte und dafür warb, war ich sehr skeptisch und verstand auch den mechanischen Zusammenhang nicht. Jetzt, da ich ihn in meinen Alltag integriert habe, ist er zu einer Selbstverständlichkeit geworden und hilft mir in den Phasen, in denen ich leider sitzen muss, sehr. Durch den Keil kommt die Wirbelsäule in eine aufrechtere Haltung. Vor allem beim Autofahren, gemeinsamen Mahlzeiten oder Arbeiten am Schreibtisch verwende ich den Keil und kann dadurch deutlich angenehmer und länger sitzen.

• Tragen Sie unterstützende Einlagen!

Es macht Sinn, sich von seinem behandelnden Arzt ein Rezept für orthopädische Einlagen ausstellen zu lassen. Entweder vermisst der Orthopäde bereits bei der Untersuchung die Form und Statik Ihrer Füße oder dies wird bei der Einlagenmanufaktur durchgeführt. Sind die Einlagen dann da, ist es so ähnlich wie bei der Matratze. Ihr Körper hat sich lange an eine bestimmte (Fehl-)Haltung gewöhnt und so fühlt es sich anfangs ungewohnt bis unbequem an, wenn die ersten Schritte mit den Einlagen zurückgelegt werden. Ihre Statik wird aber mithilfe der Einlagen nachhaltig verbessert. Nach spätestens zwei Wochen haben Sie sich an die Einlagen gewöhnt und es stellen sich positive Effekte ein. Ich konnte mithilfe der Einlagen schon nach kurzer Zeit deutlich länger stehen und gehen, ohne Schmerzen in der linken Seite zu verspüren.

• Ernähren Sie sich gesund!

Bekanntermaßen fördert eine ausgewogene Ernährung die Gesundheit. Während der letzten Jahre konnte ich kurzfristige und langfristige Effekte feststellen, die sich auf die Ernährung zurückführen lassen. Zunächst einmal gilt: Trinken Sie viel! Damit ist allerdings nicht Alkohol gemeint, was man in einem Land wie Deutschland erwähnen sollte. Wasser und Tee dagegen wären ideal. Die Bandscheibe reguliert ihren Flüssigkeitshaushalt aus dem umliegenden Gewebe und saugt sich in Ruhephasen, in denen die Belastung für sie gering ist (vor allem nachts), mit Wasser und Nährstoffen voll. Somit können die Bandscheiben ihre Pufferfunktion besser erfüllen.

Bei den festen Nahrungsbestandteilen gilt ebenfalls das, was Schüler bereits in Klasse 6 im Zusammenhang mit der Nahrungspyramide lernen: Möglichst viel Obst und Gemüse essen. Wenn ich mich ausgewogen ernähre, fühle ich mich insgesamt leistungsfähiger und kann beispielsweise meine Übungen deutlich besser durchführen. Ein konkretes Beispiel: Bei uns zu Hause gibt es um 18 Uhr Abendessen. Wenn ich dann zu viel bzw. zu energiereich esse, möchte ich eigentlich nur noch auf die Couch und verdauen. Ein abendlicher Spaziergang kostet dann schon einiges an Überwindung. Achte ich jedoch darauf, dass die Mahlzeit nicht zu schwer im Magen liegt, steht dem nichts entgegen und teilweise führe ich sogar im Anschluss noch einige Übungen durch. Was sich altersbedingt auch verändert hat, ist die Toleranz meines Körpers gegenüber Abenden, an denen man mit Freunden etwas trinken geht oder anderweitig unterwegs ist. Die Kombination aus Alkohol, fettigem Essen und zu spät ins Bett zu gehen führt inzwischen dazu, dass der nächste Tag auch bezogen auf den Rücken kein guter ist. Erstens ist der Körper mit der Entgiftung beschäftigt, zweitens schlafe ich nach solchen Abenden deutlich unruhiger und nehme teilweise Haltungen ein, die in meinem Fall ungünstig sind, und drittens sind unsere beiden Jungs in den frühen Morgenstunden absolut gnadenlos und spielen entweder lautstark oder klettern in unser Bett, um nachzusehen, wie es Papa so geht. Kurzum: Solche Abende sind mittlerweile eher ein Minusgeschäft. Zumindest mit zu viel Alkohol.

Langfristig gesehen beobachte ich, dass Wochen, in denen ich mich überwiegend vorbildlich ernähre, definitiv bessere Wochen sind, wohingegen ich in Wochen mit ungesünderer Ernährung auch nachlässiger mit meinen Übungen bin und mich so insgesamt weniger leistungsfähig fühle.

• Dosieren Sie Schmerzmittel mit Bedacht!

Was Schmerzmittel betrifft, bin ich immer wieder hin- und hergerissen. Gemeinsam mit meiner ersten eigenen Klasse absolvierte ich vor der Abschlussfahrt einen Erste-Hilfe-Kurs, der wirklich toll war. Der Mitarbeiter des Roten Kreuzes berichtete zu Beginn, dass Schmerz grundsätzlich etwas Positives wäre, da er anzeige, wo im Körper und in welchem Ausmaß etwas beschädigt wäre, und dass er selbst seit Jahren keine Schmerzmittel mehr genommen hätte. Im Prinzip stimme ich seiner Aussage auch zu, nach meiner Weisheitszahn-Entfernung war ich allerdings sehr dankbar für die Schmerzmittel (Ibuprofen), die damals auch hervorragend anschlugen.

Seit meinem Bandscheibenvorfall sehe ich die Einnahme von Schmerzmitteln allerdings etwas differenzierter. In den Leitlinien der Ärzte ist vorgegeben, dass der Therapieplan bei der konservativen Behandlung von Bandscheibenvorfällen zwei Kernelemente beinhaltet: Die Einnahme von Schmerzmitteln, um wieder in Bewegung zu kommen und dauerhafte Fehlhaltung zu vermeiden, sowie anschließende Physiotherapie. In meinem Fall haben unterschiedlichste Schmerzmittel jedoch keinen Effekt erzielt. Ob Diclofenac, Ibuprofen oder Novalgin – allesamt ohne Wirkung. Auch die bereits erwähnte Infusion und mehrere Spritzen (Cortison und Diclofenac kombiniert) haben mir nichts gebracht. Der Orthopäde erklärte mir dieses Phänomen damit, dass es sich um Nervenschmerzen handle, dass also der Nerv selbst die massiven Schmerzen auslöse, weil er permanent bedrängt und somit geschädigt sei. Selbstverständlich wurden mir damals auch stärkere Mittel angeboten, ich wollte mich aber auch nicht komplett sedieren lassen und hatte Angst vor den langfristigen Folgen einer solchen Medikamenteneinnahme. Hinzu kommt, dass sich positive wie negative Entwicklungen im Alltag ohne Schmerzmittel besser nachempfinden lassen. Wenn ich meine Physiotherapie-Einheiten und Übungen unter dem Einfluss von Schmerzmitteln durchgeführt hätte, könnte ich heute nicht sagen, was in mir in meinem individuellen Fall gutgetan hat und was nicht. Nur so konnte ich meinen persönlichen Weg finden und meinen Rücken besser verstehen. Greifen Sie also ruhig auf Schmerzmittel zurück, wenn Sie Ihnen helfen, und nutzen Sie sie als Sprungbrett, um den Teufelskreis Schmerz zu durchbrechen. Bedenken Sie aber, dass Schmerzmittel nicht die Ursache des Problems beheben und Ihr eigenes Körpergefühl beeinflussen können. Außerdem besteht die Gefahr, dass bei zukünftigen Beschwerden im Rücken sofort zu Schmerzmitteln gegriffen und der Schmerz somit einfach betäubt wird.

• Seien Sie vorsichtig mit Dehnübungen!

Mit Rückenschmerzen im Bett liegend, ist die Versuchung groß, im Internet nach Übungen zu suchen, die Linderung versprechen. Die von mir bereits angesprochenen Rückenexperten sowie eine Vielzahl von Physiotherapeuten bieten dazu pauschale Lösungen an, mit denen die Beschwerden z. T. nach einmaliger Durchführung Geschichte sein sollen. Es mag sein, dass es Menschen mit leichteren Rückenschmerzen gibt bzw. bei denen die Ursache eine muskuläre Verspannung oder meinetwegen auch eine Verkürzung der Faszien ist, die nach diesen Übungen eine Linderung ihrer Beschwerden verspüren. Dehnübungen aber als Allheilmittel bei Rückenbeschwerden zu verkaufen (teilweise im wahrsten Sinne des Wortes), ist aufgrund der mannigfaltigen Ursachen grob fahrlässig und wie in meinem Fall sogar kontraproduktiv. Seien Sie also mit einem Bandscheibenvorfall lieber zurückhaltend, was das Dehnen betrifft. Sollten Sie dehnen müssen, weil Ihre individuelle Diagnose dies erforderlich macht oder Sie einfach wieder mehr Beweglichkeit erlangen wollen, sollten Sie ganz kleinschrittig vorgehen und die Reaktion Ihres Rückens genau beobachten. Ich persönlich habe Dehnübungen unterschiedlichster Art immer mal wieder eine Chance gegeben, weil es logisch ist, dass man sich möglichst viel Beweglichkeit erhalten soll. Schaut man sich aber meine Trainingsdokumentation von mittlerweile über 800 Tagen genau an, ist dies in meinem Fall (und wahrscheinlich in vielen anderen auch) nicht der richtige Ansatz. Ich gebe die Hoffnung nicht auf, dass auch ich irgendwann wieder beweglicher in der Lendenwirbelsäule werde, und dehne immer mal wieder vorsichtig an, um zu sehen, wie die Reaktion ausfällt. Aktuell bin ich lieber etwas steif und schmerzfrei als gedehnt und von Schmerzen geplagt (meine Schüler würden jetzt lachen).

• Lassen Sie sich von Rückschlägen nicht entmutigen!

Vielleicht kommt das Wort Rückschlag von »Schlag in den Rücken«? Sie können Ihren Rücken noch so vorbildlich behandeln, Rückschläge sind jederzeit möglich. Schließlich handelt es sich hier um eine Schwachstelle, die bei physischer oder psychischer Belastung auf sich aufmerksam machen kann. Versuchen Sie, dieses Phänomen nicht zu negativ zu bewerten, sondern verstehen Sie es eher als Erinnerung daran, eventuell einen Gang herunterzufahren oder Ihrem Rücken noch mal etwas Gutes zu tun. Das Ziel sollte sein, die Anzahl der Rückschläge kontinuierlich zu reduzieren bzw. die Abstände dazwischen zu verlängern. Außerdem sollten die Rückschläge nach einiger Zeit auch weniger heftig ausfallen. Dann wären Sie auf einem guten Weg.

Ach komm, ein Exkurs muss noch sein: Unser krankes Schulsystem

Ä hnlich wie bei einem Bandscheibenvorfall gibt es auch für unser Schulsystem eine Reihe von negativen Einflussfaktoren, die auf lange Sicht dazu führen können, dass es kollabiert. Nun würde ich nicht so weit gehen und behaupten, es läge bereits am Boden wie ich 2019. Vielmehr befürchte ich, dass wir in Deutschland in der Phase sind, wo es immer mal wieder zu einem Hexenschuss kommt, die Bandscheibe aber noch nicht gänzlich gerissen ist.

Zunächst einmal muss man feststellen, dass es absurd ist, wenn es in einem Land wie Deutschland 16 verschiedene Schulsysteme gibt und die dort erreichten Abschlüsse weder einheitlich sind noch in jedem Bundesland anerkannt werden. Die nun folgenden Ausführungen beziehen sich auf NRW, gelten aber wohl zum größten Teil für ganz Deutschland. In NRW gibt es nach der Grundschule fünf Möglichkeiten, eine weiterführende Schule zu besuchen:

1 · Hauptschule
2 · Realschule
3 · Gymnasium (oder wie unsere Schüler zu sagen pflegen: Gynasium)
4 · Gesamtschule
5 · Sekundarschule

Zählt man die Realschulen mit Hauptschulbildungsgang sowie die vielfältigen Privatschulen dazu, wird es noch unübersichtlicher. Wo fange ich bloß an?

Das selektive Schulsystem hat in Deutschland eine lange Tradition. Es gibt auch heute noch unterschiedlichste Argumente, die für und gegen dessen Aufrechterhaltung sprechen, wobei eine Schule für alle schon eine schöne Vorstellung ist. Dass NRW Ende der 60er-Jahre das ursprünglich dreigliedrige Schulsystem beibehielt und dann zusätzlich die Gesamtschule einführte, war ein erster grundlegender Fehler. Dass dann 2011 auch noch die Sekundarschule neu eingeführt wurde, von der keiner so genau weiß, was sie von den anderen Schulformen unterscheidet, unterstreicht, wie sehr unsere Schullandschaft von den jeweils aktuellen politischen Verhältnissen beeinflusst wird.

So, und ab jetzt fällt es mir extrem schwer, sämtliche negativen Rahmenbedingungen von Schule in NRW in einer strukturierten Form wiederzugeben. Ich führe dazu mal ein kurzes Brainstorming durch:

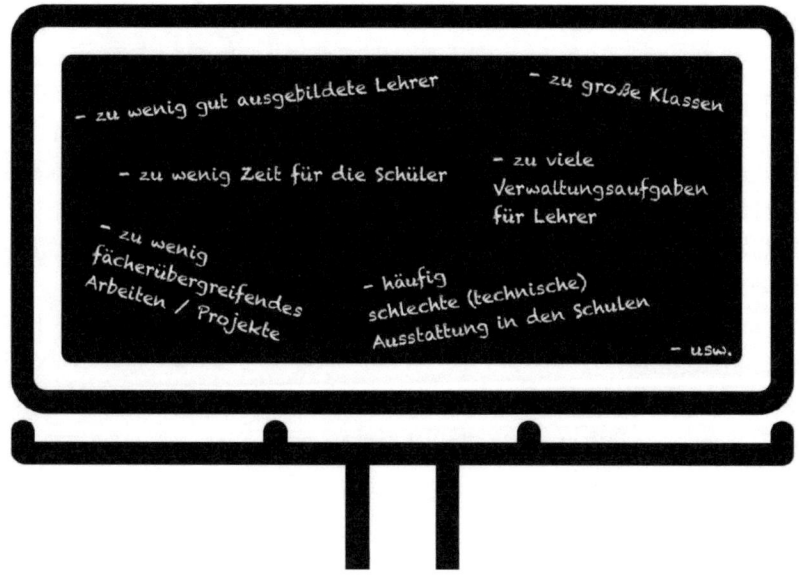

- zu wenig gut ausgebildete Lehrer
- zu große Klassen
- zu wenig Zeit für die Schüler
- zu viele Verwaltungsaufgaben für Lehrer
- zu wenig fächerübergreifendes Arbeiten / Projekte
- häufig schlechte (technische) Ausstattung in den Schulen
- usw.

Was mich seit Beginn meiner Personalratsarbeit besonders umtreibt, ist die Tatsache, dass aufgrund des aktuellen Lehrermangels schulformübergreifend, aber eben vor allem an den Schulformen, die es am wenigsten gebrauchen können, Vertretungslehrkräfte eingestellt werden, deren Qualifikation aus meiner Sicht häufig nicht ausreichend ist. Leider können die Personalräte dies nicht ablehnen, sondern lediglich auf Stellungnahme verzichten. Viele Kollegen würden eine Ablehnung ohnehin nicht gutheißen, da sie lieber unqualifizierte Unterstützung für die Kollegien in Anspruch nehmen als gar keine.

Dennoch habe ich damit große Bauchschmerzen, werten wir doch durch die Einstellung von vielen nicht grundständig ausgebildeten Kollegen unser Bildungssystem insgesamt herab und es entsteht der Eindruck, in der Schule unterrichten könne jeder. Zwar gibt es durchaus »Glücksgriffe«, bei denen sich nach kurzer Zeit herausstellt, dass sie für den Lehrerberuf hervorragend geeignet sind, dies ist jedoch eine Minderheit. Hinzu kommt, dass sich das Aufgabenprofil eines Lehrers in den letzten Jahrzehnten stark verändert hat und deutlich über das Unterrichten hinausgeht.

Trotz allem übe ich meinen Beruf sehr gerne aus, weil ich ihn als meine Berufung empfinde. Vor allem schätze ich die Möglichkeit, junge Menschen in ihrer Entwicklung zu beeinflussen und neben Inhalten gesellschaftliche Werte zu vermitteln. Mit Blick auf das Kapitel »Barber Shops« sicherlich ein wichtiger Aspekt. Außerdem gibt es im Schulalltag immer mal wieder diese besonderen Momente, in denen etwas unerwartet Positives geschieht, wie z. B., dass ein Schüler sich deutlich verbessert oder man gemeinsam mit den Schülern ein gelungenes Projekt auf die Beine stellt. Oder die ganze Klasse einfach mal gemeinsam herzhaft lacht. Beispielsweise über die Tatsache, dass das hiesige Schulministerium nicht zwangsläufig von einer Person geleitet werden muss, die selbst im Schuldienst tätig war. Warum auch?

Schule sollte insgesamt gesünder und stressfreier werden. Und zwar für alle Beteiligten. Für den Anfang wäre es ein erster Schritt, wenn alle Schulformen fest verankerte Bewegungspausen verordnet bekämen, um das monotone Sitzen zu unterbrechen und dem zukünftigen Rückgrat der Gesellschaft somit etwas Gutes zu tun.

Meise

N a gut, vielleicht habe ich doch eine Meise. Denn hin und wieder erwische ich mich dabei, wie ich die Muskulatur an der Lendenwirbelsäule extra anspanne, um zu überprüfen, wie die aktuelle Lage ist. Oder ich huste gezielt, weil ein damit verbundener Schmerz in der Lendenwirbelregion auf einen erneuten Vorfall hindeuten könnte und ich dies ausschließen möchte. Dass bei schwerwiegenden Rückenproblemen häufig auch eine psychologische Behandlung empfohlen wird, macht also durchaus Sinn. Es ist bemerkenswert, wie schwierig es ist, die schmerzlichen Erfahrungen beiseitezuschieben. In der Schule versuche ich, den Schülern so oft wie möglich die Gelegenheit zu geben, neue Lerninhalte mit mehreren Sinnen zu erfahren, weil sie dann besser im Gedächtnis bleiben. Wenn dann noch (positive) Emotionen dazukommen, habe ich mein Ziel erreicht. Das erklärt natürlich auch, warum es für mich unglaublich schwierig ist, die Rückenproblematik gänzlich zu verdrängen – sie ist neuronal ganz schön stark verankert.

Einfach die Löschen-Taste drücken, ist nicht möglich. Genauso, wie die physische Heilung Zeit in Anspruch nimmt, kostet auch die schrittweise Entfernung von den unangenehmen Erfahrungen und der damit verbundenen Angst, noch mal in eine solche Situation zu kommen, Zeit. Seit dem Herbst 2021 fühle ich mich allerdings deutlich besser und muss im Laufe eines Tages immer seltener an meinen Rücken denken, weil ich das Gefühl habe, dass ich ihn insgesamt stabilisiert habe.

Pommerby

In den Herbstferien 2021 waren wir mit den Jungs noch mal am Meer – diesmal aber unter gänzlich anderen Voraussetzungen als im Mai 2018. Wir gastierten in einem Ferienhaus in Pommerby, einem kleinen Ort an der Ostsee in der Nähe vom Fischerort Kappeln. Doch warum habe ich das letzte Kapitel nach diesem kleinen Ort benannt? Vielleicht, weil ich am Tag nach unserer Ankunft an einer Hauswand las, dass der Schriftsteller Georg Asmussen dort geboren wurde, und diese Tatsache als gutes Omen für mein kleines Buch interpretierte. Wichtiger ist jedoch, dass dieser Urlaub der erste seit 2017 war, den ich physisch weitestgehend beschwerdefrei und daher unbeschwert genießen konnte. Dies ist schon daran zu erkennen, dass ich meiner Frau freiwillig anbot zu fahren und die ungefähr sechsstündige Autofahrt ohne größere Probleme meisterte. Die Pausen auf der Raststätte nutzte ich für kleinere Bewegungseinheiten, was die anschließende Weiterfahrt deutlich entspannter gestaltete. Zudem wirkte sich der bereits erwähnte Sitzkeil positiv auf meine Haltung aus.

Insgesamt war ich während des Urlaubs wieder viel ausgeglichener und tatkräftiger. Ich genoss es, dass ich deutlich mehr Aktivitäten mitmachen konnte, ohne direkt danach eine Pause zu benötigen oder es zu bereuen. Lange Spaziergänge am Meer taten mir vor allem mit Blick auf meine Erinnerungen an Langeoog gut. Ansonsten ließen wir einen Drachen steigen, besichtigten Städte, setzten uns zwischendurch in ein Café oder gingen abends nett essen. Und alles ohne Schmerzen. Einfach schön.

Heute, im Sommer 2022, habe ich diesen Zustand noch weiter verbessern können und fühle mich wieder ziemlich fit. Restbeschwerden sind Muskelzuckungen und Wadenkrämpfe im linken Bein, vor allem, wenn ich nach anstrengenden Phasen zur Ruhe komme, und die noch immer nicht ganz verdrängte Angst vor bestimmten Bewegungsabläufen z. B. auch vorm Joggen, das ich früher regelmäßig betrieben und jetzt behutsam wieder begonnen habe. Ein tolles Gefühl! Als Nächstes möchte ich auch meine Beweglichkeit wieder verbessern, aber alles Schritt für Schritt …

Epilaps

Ich bedanke mich von Herzen bei meiner Frau und meinen beiden Kindern für ihre Geduld und Unterstützung in teilweise anstrengenden Zeiten. Im Prolaps habe ich sie bewusst nicht aufgezählt, da ich sie als glückliche Fügung und nicht als Ergebnis meiner Zielstrebigkeit empfinde. Besonders hervorheben möchte ich außerdem die sehr gute Begleitung durch meinen Hausarzt H. Mahmoodi, der mit seinen Einschätzungen und Tipps letztlich immer recht behalten sollte, und nicht zuletzt meinen Chiropraktiker Pero Perisa, der mir während der schlimmsten Phasen mit seinen gezielten Handgriffen Lebensqualität und Zuversicht zurückgeben konnte.

Bildquellen

1.) MRT-Aufnahmen (Originale von 2017, 2019 und 2021; Seite 9, 31 und 64)
2.) Wirbelkörper und Bandscheiben (Seite 53): www.neurochirurgie.insel.ch
3.) Unterarmstütz (Seite 71): www.123rf.com (erweiterte Lizenz Druck)
4.) Seitlicher Unterarmstütz (Seite 72): www.123rf.com (erweiterte Lizenz Druck)
5.) Brücke/Vierfüßlerstand (Seite 73): www.orthopaedie-zentrum.at